D1500893

Comprendre la chirurgie de la
hanche et du genou

Richard Villar

IMPORTANT

Ce livre ne vise pas à remplacer les conseils médicaux personnalisés, mais plutôt à les compléter et à aider les patients à mieux comprendre leur problème.

Avant d'entreprendre toute forme de traitement, vous devriez toujours consulter votre médecin.

Il est également important de souligner que la médecine évolue rapidement et que certains des renseignements sur les médicaments et les traitements contenus dans ce livre pourraient rapidement devenir dépassés.

© Family Doctor Publications 2000-2008
Paru sous le titre original de : *Understanding Hip and Knee Arthritis Surgery*

LES PUBLICATIONS MODUS VIVENDI INC.
55, rue Jean-Talon Ouest, 2ᵉ étage
Montréal (Québec) Canada H2R 2W8

Directeur général : Marc Alain
Design de la couverture : Catherine Houle
Infographie : Transmédia
Traduit de l'anglais par : Jean-Robert Saucyer

ISBN-13 978-2-89523-494-4

Dépôt légal - Bibliothèque et Archives nationales du Québec, 2008
Dépôt légal - Bibliothèque et archives Canada, 2008

Nous reconnaissons l'aide financière du gouvernement du Canada par l'entremise du Programme d'aide au développement de l'industrie de l'édition (PADIÉ) pour nos activités d'édition.

Gouvernement du Québec — Programme de crédit d'impôt pour l'édition de livres — Gestion SODEC

Table des matières

Introduction 1

Anatomie des hanches et des genoux 4

Qu'est-ce que l'arthrite ? 12

Investigations 20

Traitements proposés 28

Mise en place d'une prothèse
totale de la hanche 44

Mise en place d'une prothèse de genou 66

À quel moment ? 87

Inquiétudes et préoccupations habituelles ... 92

Exercices à faire après la mise en place
d'une prothèse de hanche ou de genou 97

Index 111

Vos pages 120

L'auteur

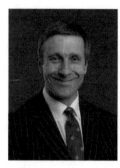

M. Richard Villar, M. Sc., FRCS agit au double titre de conseiller en chirurgie orthopédique à Cambridge en Angleterre et de spécialiste de la chirurgie de la hanche et du genou. Conférencier et chercheur actif en ce domaine, il s'intéresse de près à la transplantation musculo-squelettique et à la chirurgie arthroscopique de la hanche.

Introduction

Nous savons que l'arthrite existe depuis des milliers d'années. On compte plusieurs types d'arthrite bien que les plus répandus soient l'arthrose et la polyarthrite rhumatoïde. Il a fallu attendre le XXe siècle avant d'établir la distinction entre elles. En réalité, jusqu'au XVIIIe siècle, on croyait que toutes les formes d'arthrite étaient occasionnées par la goutte.

Les êtres humains ne sont pas les seuls à souffrir d'arthrite. Les animaux n'en sont pas exempts et elle n'épargnait pas nos lointains ancêtres. Plus de 50 % de la population souffrent d'arthrite à l'une ou l'autre des articulations. Un individu âgé de 75 ans est susceptible de souffrir d'arthrite, en particulier au niveau d'une articulation d'importance comme la hanche ou le genou, dans une proportion de 85 %.

Étant donné qu'elle est si répandue, l'arthrite est un objet de préoccupation pour l'ensemble de la population. Non seulement elle affecte les individus qui en souffrent, mais elle touche également leurs parents, leurs amis, leurs collègues et les autres qui doivent leur apporter soutien et réconfort. La qualité de vie dégringole, le revenu peut chuter et des traitements réguliers s'imposent alors.

Le traitement peut être d'ordre médical et s'articuler autour de médicaments et d'autres thérapies non effractives ou d'ordre chirurgical. Dans cet ouvrage, nous nous pencherons sur les différentes avenues chirurgicales. De nos jours, une large part du travail d'un chirurgien orthopédiste est dévolue aux interventions chirurgicales sur des arthritiques. Les deux articulations les plus touchées sont les hanches et les genoux, qui portent toutes deux le poids de l'individu et qui encaissent longtemps les rudes coups du quotidien. Les interventions chirurgicales peuvent prendre plusieurs formes dont quelques-unes sont très répandues alors que d'autres ne sont pratiquées que par des spécialistes. En dépit de la fréquence des interventions chirurgicales, on trouve peu d'endroits où un patient arthritique peut se renseigner sur les avantages et les inconvénients relatifs à ce type de chirurgie. Le présent ouvrage a pour objectif de combler cette lacune.

POINTS CLÉS

■ Plus de 50 % de la population souffrent d'arthrite à l'une ou l'autre des articulations.

■ Les probabilités que vous souffriez d'arthrite à l'âge de 75 ans sont de 85 %.

■ Le traitement de l'arthrite peut être d'ordre médical ou chirurgical.

■ Les deux articulations les plus touchées sont les hanches et les genoux.

STRUCTURE OSSEUSE

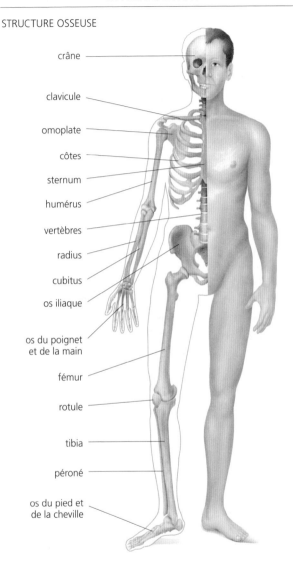

crâne

clavicule

omoplate

côtes

sternum

humérus

vertèbres

radius

cubitus

os iliaque

os du poignet
et de la main

fémur

rotule

tibia

péroné

os du pied et
de la cheville

Les nombreuses articulations du squelette humain lui permettent de
se mouvoir à merveille. Elles ont toutefois tendance à se détériorer
au fil du temps et à occasionner ainsi douleur et sensation gênante.

Anatomie des hanches et des genoux

À chaque extrémité du fémur (l'os de la cuisse) se trouve une articulation qui soutient le poids du corps (ou portante). L'extrémité inférieure du fémur se marie au genou et l'extrémité supérieure, à la hanche. Bien que ces deux articulations soient essentielles à la marche, elles sont complètement différentes.

Les hanches

Chaque hanche est une articulation formée d'un joint à rotule. À la partie supérieure du fémur se trouve la tête fémorale qui loge à l'intérieur de la cavité articulaire de la hanche (ou acétabulum). Afin que l'articulation puisse jouer moyennant une friction limitée, les surfaces qui se touchent sont tapissées de cartilage articulaire. Ce dernier est lubrifié grâce à une petite quantité de liquide jaunâtre (ou synovie) qui permet à l'articulation de jouer, moyennant une friction inférieure à celle d'une lame de patin qui fend la glace.

La tête fémorale est raccordée à la tige principale du fémur par un pont ferme que l'on appelle le col du fémur.

Lorsque des personnes âgées se fracturent la hanche, c'est habituellement le col du fémur qui en fait les frais. À la jonction du col et de la tige du fémur se trouve une importante saillie osseuse appelée le grand trochanter. Il s'agit de l'os que l'on peut palper sur la croupe et que la plupart des gens indiquent lorsqu'on leur demande de désigner l'emplacement de l'articulation de leur hanche. En réalité, le grand trochanter ne forme pas du tout l'articulation de la hanche; il est toutefois raccordé à cette articulation par la tête et la tige du fémur.

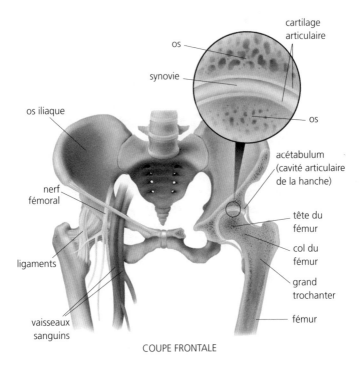

cartilage
articulaire

os

synovie

os iliaque

os

acétabulum
(cavité articulaire
de la hanche)

nerf
fémoral

tête du
fémur

col du
fémur

ligaments

grand
trochanter

fémur

vaisseaux
sanguins

COUPE FRONTALE

Chaque hanche est une articulation formée d'un joint à rotule;
la tête du fémur est retenue à l'intérieur de l'acétabulum
par de solides ligaments.

De solides ligaments retiennent la tête fémorale à l'intérieur de l'acétabulum. Si ces ligaments sont divisés (par exemple, lors d'une chirurgie) ou sectionnés (par exemple, lors d'un accident de la route), la hanche peut se luxer. Une luxation peut nuire à l'approvisionnement en sang de la tête fémorale en déchirant les vaisseaux sanguins; à son tour, un piètre approvisionnement en sang peut entraîner l'apparition de l'arthrite à l'automne de la vie.

Trois nerfs d'importance environnent l'articulation de la hanche : le nerf fémoral, le nerf sciatique et le nerf obturateur. Ils sont les véhicules des pulsions nerveuses qui circulent en allers et retours entre les hanches, l'aine, les membres inférieurs et le cerveau par l'entremise de la moelle épinière, afin que l'on puisse contrôler ses mouvements et éprouver des sensations. Ces nerfs sont entourés de vaisseaux sanguins et de muscles d'importance.

Les muscles les plus puissants qui soutiennent l'articulation de la hanche sont les fessiers, qui forment un trio (le muscle grand fessier, le moyen fessier et le petit fessier) au niveau du dos, ainsi que le muscle droit antérieur de la cuisse et les muscles psoas-iliaques sur le devant. Si les fessiers sont faibles, comme c'est le cas lorsque l'arthrite progresse, le patient commence à claudiquer.

L'articulation de la hanche se développe chez l'embryon à partir de la huitième semaine. Au départ, les os n'ont pas la forme qu'on leur connaît par la suite; il s'agit de cartilage (un tissu ferme et gélatineux) qui durcit peu à peu jusqu'à devenir un os (un tissu dur contenant du calcium). Il s'agit du phénomène de l'ossification par lequel le cartilage est remplacé par un os riche en calcium que produisent des cellules particulières. Le centre de la plupart des os s'ossifie au cours de l'enfance, mais les extrémités restent sous-développées jusqu'à la puberté en prévision de la croissance. À un moment entre 15 et 25 ans, l'articulation de la hanche est entièrement développée et la croissance cesse dans cette région.

Alors que l'on vieillit, les os deviennent plus fins et rapetissent parfois. Il s'agit du phénomène appelé ostéoporose, une forme de fragilisation des os qui peut entraîner des fractures, en particulier au niveau des hanches, des poignets et de la colonne vertébrale. L'ostéoporose est différente de l'arthrose, bien que l'on confonde souvent ces deux termes.

Les genoux

Le genou est une articulation fort complexe formée de trois os, le tibia, le fémur et la rotule. Le péroné se trouve à proximité de l'articulation du genou, mais il n'en fait pas précisément partie.

Le genou est une articulation charnière; il permet le mouvement sur un même plan, à la manière des charnières d'une porte, bien qu'il lui soit possible d'effectuer quelque rotation. L'extrémité inférieure du fémur est arrondie de manière à former le condyle fémoral. L'extrémité supérieure du tibia est plane, de manière à former le plateau tibial. En toute logique, il faut s'étonner de ce qu'une articulation de cette forme puisse offrir un équilibre, mais elle le fait grâce au soutien de puissants ligaments qui lient l'extrémité inférieure du fémur à la zone supérieure du tibia.

Parmi les ligaments du genou, on trouve les ligaments collatéraux de chaque côté et les ligaments croisés au centre de l'articulation. Ces derniers, en particulier les ligaments croisés antérieurs, sont les structures les plus utiles aux athlètes, et les plus altérées.

La rotule se trouve sur le devant du genou. Elle s'emboîte à l'extrémité inférieure du fémur pour former une articulation dite fémoro-patellaire. Les blessures et les maladies au niveau de cette articulation sont de fréquentes causes de douleur. Le quadriceps (ou muscle du devant de la cuisse) est lié à la zone supérieure de la rotule et un tendon se trouve à la zone inférieure qui s'introduit dans la partie supérieure du tibia. La rotule fortifie les muscles servant à étirer les genoux, ce qui se produit lorsque le quadriceps se contracte et exerce une traction sur la rotule, qui exerce à son tour une traction sur le tibia. Toute activité qui nécessite l'étirement avec force du genou, par exemple gravir un escalier deux marches à la fois, exerce une forte tension sur la rotule.

Ainsi qu'il en est de l'articulation de la hanche, une bonne partie de la surface de l'articulation du genou est tapissée de cartilage. La synovie permet de lubrifier l'articulation.

Plusieurs artères environnent le genou et véhiculent le sang du cœur aux structures de la jambe. L'artère poplitée est la plus importante elle se trouve directement derrière l'articulation et prolonge l'artère fémorale qui passe par la hanche.

On trouve en outre deux nerfs d'importance à proximité du genou; il s'agit du nerf tibial qui passe derrière le genou et du nerf sciatique poplité externe qui descend sur le côté du mollet. Ces nerfs et ces vaisseaux sanguins ont leur importance car le moindre traumatisme de l'articulation peut également perturber l'approvisionnement en sang et les tissus nerveux de la jambe. Le nerf sciatique poplité externe revêt une importance particulière car la moindre altération peut se traduire par un pied tombant. Le patient est alors incapable de lever les orteils ou la cheville vers le haut. Cette affection plantaire se constate parfois après une fracture ou, à l'occasion, par suite d'une complication lors d'une intervention chirurgicale.

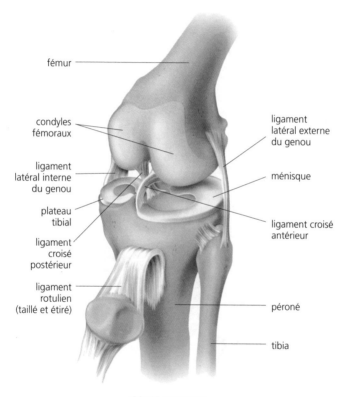

fémur

condyles
fémoraux

ligament
latéral interne
du genou

plateau
tibial

ligament
croisé
postérieur

ligament
rotulien
(taillé et étiré)

ligament
latéral externe
du genou

ménisque

ligament croisé
antérieur

péroné

tibia

COUPE FRONTALE

Le genou est une articulation charnière qui favorise principalement les mouvements sur un même plan, à la manière des charnières d'une porte, bien qu'il lui soit possible d'effectuer quelque rotation.

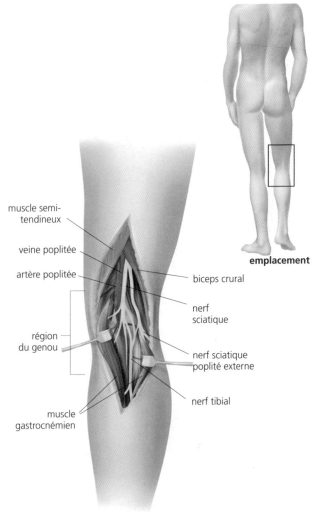

muscle semi-
tendineux

veine poplitée

artère poplitée

biceps crural

nerf
sciatique

région
du genou

nerf sciatique
poplité externe

nerf tibial

muscle
gastrocnémien

emplacement

COUPE ARRIÈRE

Plusieurs artères, veines et nerfs environnent le genou
et le chirurgien fait preuve d'une grande minutie au cours
de l'intervention chirurgicale, pour éviter de les altérer.

Ainsi qu'il en est de la hanche, le genou trouve son point de départ dans une structure cartilagineuse qui s'ossifie par la suite. On peut voir le fémur cartilagineux du fœtus huit semaines après la conception alors que le tibia fait son apparition un peu plus tard. La rotule n'apparaît pas sous forme osseuse avant l'âge de trois ans chez les fillettes, et plus tard chez les garçons. L'articulation du genou dans son ensemble cesse de croître entre 17 et 20 ans.

Pendant la petite enfance, les os sont en général moins durs et plus souples qu'au cours de l'âge adulte et de la vieillesse. Il est alors plus difficile de les fracturer, auquel cas ils se cicatrisent plus rapidement. Certaines blessures de la petite enfance peuvent entraîner l'arthrite à l'âge adulte. En outre, certains types d'arthrite sont propres à l'enfance et nécessitent d'importantes interventions chirurgicales à un jeune âge.

POINTS CLÉS

- La hanche est une articulation formée d'un joint à rotule que de solides ligaments maintiennent à l'intérieur de l'acétabulum.

- La croissance de l'articulation de la hanche cesse entre l'âge de 15 et de 25 ans.

- Le genou est une articulation charnière, bien qu'il lui soit possible d'effectuer quelque rotation.

- La croissance de l'articulation du genou cesse entre 17 et 20 ans.

Qu'est-ce que l'arthrite ?

L'arthrite peut prendre plusieurs formes. La terminaison « ite » à la fin d'un mot désigne d'ordinaire une inflammation. Dans ce cas, il désigne plutôt une détérioration graduelle de la surface des articulations. Les deux formes d'arthrite les plus répandues sont l'arthrose et la polyarthrite rhumatoïde, mais d'autres états pathologiques tels que la spondylarthrite ankylosante, le lupus érythémateux disséminé ou le psoriasis peuvent occasionner des détériorations semblables à celles de l'arthrite, que l'on appelle arthropathies. L'infection peut également entraîner l'arthrite (arthrite septique). La caractéristique commune à toutes les formes d'arthrite est une érosion de la surface des articulations, de sorte que les mouvements à faible frottement provoquent un frottement irrégulier, de forte intensité, qui fait naître une douleur cruelle. Les modifications aux articulations peuvent à leur tour entraîner des transformations aux muscles et ligaments qui les entourent.

Arthrose

On parle souvent de l'arthrose comme d'une affection de l'usure ou d'une dégénération. Une personne atteinte d'arthrose verra d'abord s'user le cartilage qui couvre et protège les surfaces osseuses d'une articulation.

Alors que s'érode la surface lisse d'une articulation, les deux surfaces irrégulières laissent entendre un bruit de craquement (ou crépitation). Des fragments de cartilage articulaire se détachent et s'entassent peu à peu au niveau de l'articulation. Ces particules prennent parfois de l'ampleur jusqu'à devenir des corps à l'état libre qui accumulent d'autres particules à la manière d'une boule de neige qui grossit en dévalant une pente neigeuse. L'enclavement de ces particules provoque le coincement ou le blocage de l'articulation.

La perte graduelle du cartilage articulaire est également liée à des transformations de l'os qu'il couvre. Cet os, qui était protégé par du cartilage, commence à changer de forme de façon marquée; souvent il devient plat et prend la forme d'un champignon, à la manière des extrémités d'un maillet de bois qui aurait beaucoup servi. On constate aussi plusieurs autres modifications de la structure osseuse, notamment la formation de kystes à l'intérieur de l'os. On parle alors de géodes qui atteignent parfois des proportions énormes, jusqu'à 5 cm. En outre, à l'intérieur de l'articulation rongée par l'arthrose, des saillies osseuses commencent à apparaître aux extrémités, causées par la formation de nouveau tissu osseux qui est à présent déréglée. Ces excroissances osseuses sont appelées ostéophytes et peuvent être douloureuses.

Tôt ou tard, le cartilage articulaire s'use à tel point que l'os qu'il est censé couvrir est exposé au frottement. La douleur s'intensifie à mesure que les mouvements imprimés à l'os exposé provoquent davantage de frottements. La membrane synoviale qui produit la synovie (le lubrifiant de l'articulation) se transforme également

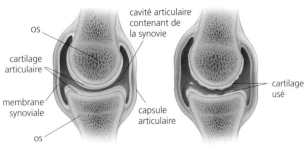

os

cartilage
articulaire

membrane
synoviale

os

cavité articulaire
contenant de
la synovie

capsule
articulaire

cartilage
usé

1. Une articulation normale est protégée
par une couche de cartilage lisse qui
couvre un os sain et est lubrifiée par de
la synovie non contaminée.

2. Le cartilage commence
d'abord par s'user et
l'articulation perd sa
surface lisse.

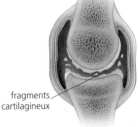

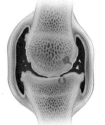

fragments
cartilagineux

kystes

3. Par la suite, des fragments de
cartilage se détachent et s'entassent
au niveau de l'articulation jusqu'à
freiner les mouvements.

4. Des géodes peuvent se former
à l'intérieur de l'os, entraver la
mobilité de l'articulation et
provoquer de la douleur.

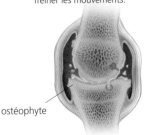

ostéophyte

5. Des excroissances osseuses
appelées ostéophytes peuvent
apparaître à l'extrémité des
articulations; elles entravent
la mobilité de l'articulation et
provoquent de la douleur.

6. Le cartilage articulaire finit par
s'user à tel point que l'os n'a plus
de protection. Cela provoque un
plus grand frottement, lequel cause
de la douleur et l'inflammation de
la membrane synoviale.

On parle souvent de l'arthrose comme d'une affection
de l'usure des articulations.

lorsque le frottement provoque son inflammation. Dans certains cas, un épanchement de synovie s'ensuit – cela signifie que l'articulation devient enflée et douloureuse car une trop grande quantité de synovie s'y loge.

Polyarthrite rhumatoïde

La polyarthrite rhumatoïde est très différente de l'ostéoporose. On croit savoir que ses causes auraient à voir avec une anomalie du système immunitaire, mais rien n'a été prouvé. La polyarthrite rhumatoïde se manifeste d'abord par une inflammation de la synoviale (la gaine qui tapisse l'intérieur des articulations); le sujet souffre alors de synovite. Peu à peu, cette inflammation devient incontrôlable et entraîne la destruction massive du cartilage. Bien que la polyarthrite rhumatoïde puisse être circonscrite à la hanche ou au genou, elle touche souvent d'autres articulations, notamment les membres supérieurs et les mains. En général, la polyarthrite rhumatoïde ne donne pas lieu à des kystes osseux ou à des ostéophytes. Cependant, une même articulation peut à la fois être rongée par l'arthrose et la polyarthrite rhumatoïde.

Arthrite septique

Les infections de la hanche et du genou étaient choses répandues en Occident. Grâce à un meilleur niveau de vie de telles infections sont moins fréquentes, mais elles courent encore dans les pays en développement. Les bactéries peuvent s'infiltrer directement dans une articulation, par exemple par suite d'une blessure pénétrante (une plaie par arme blanche), ou dans un autre endroit du corps. Ainsi, un ongle incarné infecté peut transmettre des bactéries au genou ou à la hanche de la même jambe.

Une infection d'une articulation peut grandement détériorer le cartilage articulaire, car ce dernier est extrêmement sensible aux incidences des bactéries. En l'espace de quelques heures, la surface protectrice peut être abîmée. Malheureusement, le cartilage articulaire ne peut cicatriser. Lorsque sa surface est abîmée, elle le reste. Voilà pourquoi on considère l'arthrite septique comme une urgence chirurgicale. Une intervention chirurgicale permet de nettoyer l'articulation, d'y instiller des antibiotiques et de recueillir des détails pertinents sur la nature exacte de la bactérie à l'origine de l'infection afin qu'un traitement efficace soit administré.

Autres causes de l'arthrite

D'autres états pathologiques peuvent également causer de l'arthrite à la hanche ou au genou. Les troubles de saignement tels que l'hémophilie et les troubles métaboliques tels que la goutte ou le diabète peuvent abîmer les articulations. Ainsi, la goutte est occasionnée par une trop forte concentration sanguine d'acide urique, souvent pour des raisons inexpliquées, ou à la suite d'une pharmacothérapie, d'une hypothyroïdie ou d'un autre déséquilibre hormonal, ou de rares maladies métaboliques. Les cristaux d'acide urique se déposent dans les articulations et provoquent une vive douleur.

Signes et symptômes

L'arthrite à la hanche ou au genou provoque avant tout une douleur profonde. Toutefois, elle peut aussi produire une difformité ou une enflure. L'articulation peut céder lorsqu'on lui impose la pression d'un poids ou alors se déboîter ou craquer sous l'impulsion d'un mouvement.

La douleur peut sourdre de façon intermittente, mais à la fin elle deviendra constante. Au départ, elle peut n'être que le fruit de l'exercice physique mais elle se fera bientôt sentir même lorsque le corps sera au repos. Elle peut être parfois si aiguë qu'elle tient éveillé la nuit. Il devient impossible de trouver le sommeil et l'état général du patient se dégrade.

Une douleur qui se fait sentir à la hanche ne révèle pas nécessairement un trouble au niveau de cette articulation. La même chose vaut pour une douleur au genou. Une douleur projetée peut prendre son origine dans un organe ou tissu et être ressentie à distance; ce phénomène n'est pas rare. Elle est le fruit de la complexité du réseau nerveux dans les différentes régions du corps. On éprouve parfois une douleur à la hanche alors que le problème se situe au genou, comme une douleur lombaire peut à l'occasion se répercuter dans la hanche. Les kystes à l'utérus, les hernies, les troubles ovariens et nombre d'autres états pathologiques peuvent irradier une douleur à la hanche, voire à la jambe. Il est donc important de signaler tout autre symptôme au médecin traitant, de sorte qu'il puisse brosser un tableau précis de la situation.

À mesure que se dégrade le cartilage articulaire, l'articulation se déforme. Le genou se courbe en permanence et donne lieu à une difformité dite contracture en flexion. Au niveau de la hanche, une courbe est également imprimée à l'articulation, à tel point que le patient n'est plus en mesure de redresser cette articulation. Le genou peut également s'arquer (déformation en varus) ou devenir cagneux (déformation en valgus). Ces difformités peuvent exercer une pression sur d'autres articulations telles que la cheville ou le carré des lombes. Il n'est donc pas étonnant de voir des patients souffrant d'arthrite à la hanche ou au genou être atteints de maux de dos ou de douleurs à la cheville.

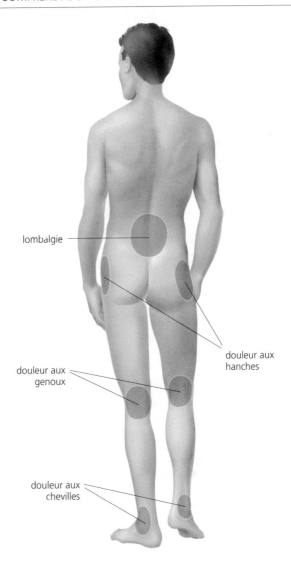

lombalgie

douleur aux
hanches

douleur aux
genoux

douleur aux
chevilles

Les difformités de la hanche et du genou peuvent exercer
une pression anormale sur d'autres articulations telles que les
vertèbres inférieures et les chevilles, exacerbant ainsi la douleur.

POINTS CLÉS

- Les deux formes d'arthrite les plus courantes sont l'arthrose et la polyarthrite rhumatoïde.

- L'arthrose est attribuable à l'usure du cartilage qui protège la surface osseuse d'une articulation.

- Le point de départ de la polyarthrite rhumatoïde est l'inflammation de la paroi qui tapisse une articulation.

- Les patients souffrant d'arthrite à la hanche ou au genou peuvent ressentir une douleur en d'autres endroits, par exemple le carré des lombes ou les chevilles.

Investigations

Un patient qui consulte un médecin pour la première fois à propos d'une articulation qui le fait souffrir se verra poser une série de questions semblables à celles qui sont reproduites dans l'encadré de la page 22. Le médecin s'intéressera en particulier au degré de handicap attribuable à l'arthrite. Un handicap grave chez l'un peut n'être qu'un inconvénient chez l'autre. Toute décision relative à une intervention chirurgicale risque de s'appuyer sur le degré de handicap que l'on attribue à l'arthrite. Attendez-vous à ce que l'on vous demande à quel point la douleur vous gêne. Le médecin voudra savoir si vos articulations sont raidies le matin et si vous avez constaté une enflure, des craquements ou des crépitations de l'articulation. Le médecin examinera l'articulation afin d'y déceler une anomalie et la fera se mouvoir pour connaître l'amplitude du mouvement.

Une investigation (fondée sur une analyse sanguine ou une radiographie) ne s'impose pas dans tous les cas. Dans les cas les plus simples, le diagnostic est établi à partir des seuls symptômes et d'un examen; dans les cas plus complexes, on procède aux investigations suivantes.

Analyses sanguines

Diverses analyses sanguines peuvent être effectuées afin de vérifier le degré d'inflammation à l'intérieur de l'organisme, de voir s'il y a infection, de déceler des facteurs immunitaires tels que les auto-anticorps qui sont présents dans quelques formes d'arthrite, d'évaluer la concentration sanguine d'acide urique pour établir un lien avec la goutte et d'établir d'autres concentrations sanguines y afférentes.

Radiographies

À la radiographie, l'apparence de l'arthrose est différente de celle de la polyarthrite rhumatoïde. Chez un patient atteint d'arthrose, les ostéophytes sont perceptibles, de même que les kystes osseux, parce qu'il se trouve un interstice moins large entre les deux surfaces osseuses. Cet interstice plus étroit représente l'érosion graduelle des surfaces articulaires. Des corps à l'état libre sont également visibles. En ce qui touche la polyarthrite

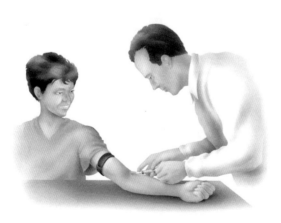

Un échantillon de sang fournira de précieux renseignements qui aideront le médecin dans ses investigations.

Questions que pourra poser le médecin

PREMIÈRE CONSULTATION

- **Quel âge avez-vous ?**
  L'arthrose est plus répandue chez les personnes de plus de 50 ans.
- **Quelle est votre origine ethnique ?**
  Quelques états arthritiques parmi les plus rares se retrouvent plus souvent chez certains groupes ethniques, par exemple l'anémie falciforme.
- **Quelle est votre occupation professionnelle ?**

AUTRES QUESTIONS

- D'autres membres de votre famille ont-ils des problèmes articulaires ?
- Quels sont vos antécédents médicaux, notamment au chapitre des blessures ?
- Consommez-vous des médicaments sur ordonnance ?
- Dans quelle mesure les douleurs arthritiques vous gênent-elles ?

QUESTIONS LIÉES À LA DOULEUR ARTICULAIRE

- À quel moment et de quelle manière la douleur s'est-elle d'abord manifestée ?
- Quelle est le schème de la douleur (s'accentue-t-elle ou s'allège-t-elle) ?
- Quelque chose déclenche-t-il la douleur (par exemple, un nouveau médicament ou une maladie) ?
- Où la douleur se situe-t-elle ? Jusqu'où irradie-t-elle ? Qu'est-ce qui l'exacerbe et la soulage ? Quel est le schème de la douleur pendant le jour et la nuit ?

rhumatoïde, la situation est différente. On n'aperçoit pas les ostéophytes mais on constate un amincissement généralisé de l'os, plus particulièrement dans la région de l'articulation, ainsi qu'il en est lorsque quelqu'un souffre d'ostéoporose. Souvent, les modifications relatives à la polyarthrite rhumatoïde révélées par les radiographies sont minimes, bien que la douleur soit intolérable. C'est que l'on aperçoit la dégradation du tissu osseux et du cartilage articulaire, laquelle se double de la douleur pénétrante provoquée par la synovite propre à la polyarthrite rhumatoïde. La membrane synoviale n'est pas perceptible à la radiographie.

Autres investigations

On peut procéder à bon nombre d'investigations afin de diagnostiquer et de comprendre l'arthrite. On peut injecter une teinture dans les articulations (arthrographie), balayer la région d'ondes radioélectriques (imagerie par résonance magnétique ou IRM), faire une tomographie assistée par ordinateur ou encore une scintigraphie. On peut également envisager une biopsie (prélèvement d'un échantillon de tissu articulaire) ou une aspiration (ponction, aux fins d'analyse, du liquide qui baigne l'articulation en cas d'enflure). Une micromanipulation chirurgicale (arthroscopie) peut être une méthode d'investigation. Pour ce faire, on introduit de minuscules sondes (4,5 mm de diamètre) dans l'articulation et on prélève au besoin des échantillons dans les zones particulièrement abîmées. La micromanipulation chirurgicale de la hanche est encore l'affaire de quelques centres spécialisés. On procède plus souvent à la micromanipulation chirurgicale du genou.

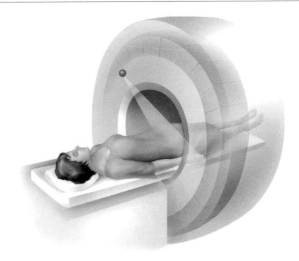

L'imagerie par résonance magnétique (IRM) peut déceler les petites anomalies que ne révèle pas la tomographie assistée par ordinateur.

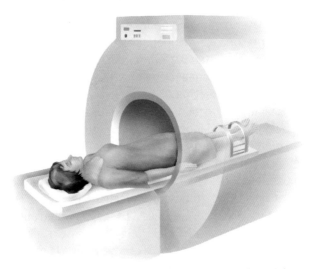

La tomographie assistée par ordinateur repose sur l'envoi de rayons X au cerveau selon différents angles. Ces rayons sont captés par des récepteurs et l'information est analysée par un ordinateur en vue de composer une image.

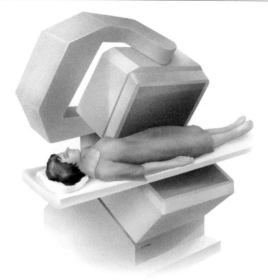

La scintigraphie fait appel à une gamma-caméra afin d'obtenir une image à partir de rayons gamma; le sujet avale un isotope radioactif ou on lui en injecte un, lequel émet des rayonnements radioactifs perceptibles par un détecteur.

Exposé de cas 1

Magali, 23 ans, souffre de vives douleurs articulaires depuis la petite enfance. La douleur est également liée à des raideurs, lesquelles sont exacerbées le matin, et elle constate une perte graduelle de mobilité. Les articulations de ses mains ont commencé à enfler et ses doigts se déforment depuis peu. Ses poignets ont peu de vigueur. Peu à peu, la douleur prend naissance dans ses deux hanches et au genou gauche. En outre, son genou gauche a commencé à enfler et devient cagneux. Son omnipraticien lui a conseillé de consulter un spécialiste et l'a envoyée chez un rhumatologue. Des analyses sanguines ont permis d'établir qu'elle souffre de polyarthrite rhumatoïde et Magali a été dirigée chez un chirurgien orthopédiste. Après un examen détaillé, ce dernier s'est dit d'avis qu'il fallait opérer le genou gauche de Magali. Par conséquent, malgré son jeune âge, celle-ci a subi la mise en place d'une prothèse totale du genou gauche. Par suite de l'intervention, son mode de vie s'est considérablement amélioré, la douleur s'est grandement estompée et elle a réintégré son poste de comptable, qu'elle avait dû quitter en raison de la douleur atroce que lui infligeait son genou depuis les trois dernières années.

Exposé de cas 2

À 24 ans, Renaud était un footballeur professionnel de haut calibre. Des années d'entraînement l'avaient conduit à ce point; il courait chaque semaine près de 95 km afin d'être fin prêt pour ses matches. L'activité physique était toute sa vie. Âgé à présent de 54 ans, il occupe un poste de conseiller sportif et sa hanche droite commence à le faire souffrir. Il a constaté une sensation de plus en plus gênante à l'aine et au genou lorsqu'il marche. La distance qu'il peut parcourir se limite à présent à un peu plus de 300 m avant que la douleur ne l'arrête. Il a du mal à dormir et une radiographie a révélé à son chirurgien orthopédiste que sa hanche droite est atteinte d'arthrose. Le chirurgien lui a laissé entendre que la douleur au genou pourrait être attribuable à l'articulation usée de sa hanche et lui a dit du coup qu'il était trop jeune pour recevoir une prothèse totale de la hanche, qu'il valait mieux avoir recours à la physiothérapie, à des manipulations et à des comprimés. Renaud constate que les comprimés qu'il prend (des anti-inflammatoires) le soulagent grandement, bien qu'ils ne soulagent pas complètement la douleur. Le *chirurgien orthopédiste l'a prévenu qu'il lui faudrait un jour recevoir une prothèse totale de la hanche.*

POINTS CLÉS

- Des analyses sanguines servent souvent à déceler l'arthrite.

- L'arthrose et la polyarthrite rhumatoïde n'ont pas le même aspect sur les radiographies.

- On peut injecter une teinture dans les articulations (arthrographie), balayer la région d'ondes radioélectriques (IRM) ou faire une tomographie assistée par ordinateur afin de déceler l'arthrite.

- On peut également recourir à la micromanipulation chirurgicale (arthroscopie) et prélever des échantillons aux fins d'analyse.

Traitements proposés

Quelle que soit la forme d'arthrite dont souffre un patient, on se résout d'ordinaire à la chirurgie à contre-cœur. Il est préférable, et souvent plus sûr, de soulager cette affection de façon conservatrice. Les personnes atteintes peuvent tenter un éventail de traitements, dont la physiothérapie, l'aromathérapie, l'ostéopathie, la chiropraxie, la réflexologie, l'acupuncture et un régime alimentaire personnalisé. Les personnes arthritiques ont adopté récemment les suppléments de glucosamine ou de chondroïtine. Il a été prouvé que toutes deux réduisent les symptômes de l'arthrose et qu'elles ralentissent le rétrécissement de l'articulation lié à cette affection. La mobilité articulaire peut également s'améliorer chez 20 % des patients. Toutefois, malgré ces efforts, les méthodes conservatrices cèdent peu à peu le pas à l'arthrite, qui progresse plus rapidement que ces traitements. Il faut donc envisager des méthodes effractives.

La méthode effractive la plus simple consiste en l'injection d'une préparation à base d'anesthésiant et de stéroïde dans l'articulation douloureuse. L'anesthésiant procure un soulagement temporaire, mais le stéroïde peut avoir un effet prolongé. Son rôle est de réduire l'inflammation liée à l'arthrite. Les stéroïdes forment un important groupe de médicaments dont les effets sont variés. Ils sont apparentés, sur le plan chimique, et comprennent les hormones anovulantes, les médicaments contre l'asthme, voire les stupéfiants que consomment illégalement certains athlètes et culturistes.

Plus récemment, une technique dite de visco-supplémentation a fait son apparition. On administre une ou plusieurs injections d'une matière appelée acide hyaluronique dans l'articulation atteinte d'arthrite. L'objectif vise à lubrifier cette dernière et à contribuer au soulagement de la douleur. Les résultats préliminaires sont prometteurs.

Traitement de deuxième intention de l'arthrite

- **Physiothérapie :** traitement fondé sur des méthodes physiques plutôt que sur des médicaments et la chirurgie
- **Aromathérapie :** emploi d'extraits de plantes aromatiques et d'huiles essentielles
- **Ostéopathie :** manipulation et massage du squelette et de la musculature
- **Chiropraxie :** traitement des troubles mécaniques des articulations fondé sur la manipulation
- **Réflexologie :** mode de massage en fonction d'une grille de points de réflexe sur les pieds, les mains et la tête
- **Acupuncture :** traitement en vertu duquel on introduit de fines aiguilles dans la peau ou les tissus du patient

L'arthrite peut s'étendre malgré cette injection et l'intervention chirurgicale se présente alors comme solution de dernier recours. Au fil des siècles, les chirurgiens ont élaboré nombre d'interventions chirurgicales afin de contrer les ravages de l'arthrite. Les chirurgies suivantes peuvent se faire sous anesthésie locale ou générale, mais on fait parfois appel aux deux formes d'anesthésie. Il faut toutefois être en assez bonne santé afin de subir pareille intervention chirurgicale, bien que l'on consulte souvent un anesthésiste au préalable, lorsque des interrogations se posent à propos de la santé d'un patient.

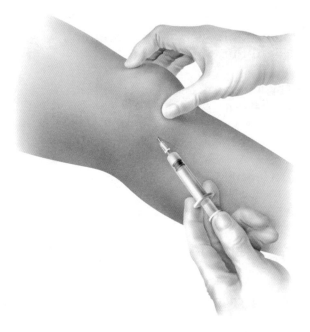

L'injection dans l'articulation douloureuse d'un cocktail d'anesthésiant et de stéroïdes fait souvent un traitement efficace.

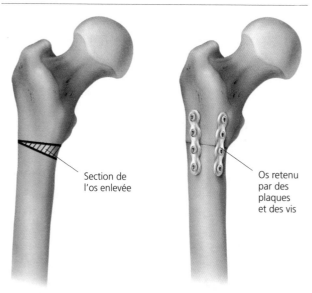

Section de
l'os enlevée

Os retenu
par des
plaques
et des vis

L'ostéotomie est une fracture chirurgicale qui fait en sorte que la hanche ou le genou puisse être réaligné lorsque l'os est rabouté.

Ostéotomie

Ce mot renvoie au sectionnement d'un os. Il fut un temps où on l'a grandement pratiquée lorsqu'un patient souffrait d'arthrite à la hanche ou au genou. L'ostéotomie est une fracture chirurgicale qui fait en sorte que la hanche ou le genou puisse être réaligné lorsque l'os est rabouté; ainsi, le stress provoqué par la marche est imprimé différemment à l'articulation. Par exemple, on pratique l'ostéotomie sur une jambe arquée afin de la redresser. Lorsque les jambes sont arquées, les pressions exercées par la marche se font sentir sur la face intérieure du genou et entraînent une usure plus rapide. Lorsque le genou est dûment aligné, les pressions s'exercent en son centre, de sorte que les deux côtés de l'articulation supportent un poids équivalent. La même logique vaut pour les hanches, pour lesquelles on pratique l'ostéotomie sous le niveau du grand trochanter.

L'ostéotomie est une intervention chirurgicale d'importance qui n'a de chance de réussite que dans divers groupes de patients. Elle réussit davantage chez les individus qui, avant l'intervention, montrent une bonne amplitude des mouvements de l'articulation atteinte. Plus l'amplitude des mouvements est restreinte, moins il est probable qu'une ostéotomie améliorera la situation. Une ostéotomie peut en outre modifier la longueur d'une jambe d'un patient et la laisser plus courte ou plus longue que l'autre. L'intervention dure environ 90 minutes.

Exposé de cas 1

Jean-Philippe, 42 ans, était soldat. Dix années plus tôt, il s'était disloqué la hanche droite lors d'un grave accident de parachutisme. On avait alors rabouté sa hanche et l'articulation, ce qui n'a pas empêché l'arthrose de le ronger peu à peu. Étant donné qu'il était relativement jeune, son chirurgien orthopédiste lui déconseilla la mise en place d'une prothèse car cette dernière ne dure qu'un certains nombre d'années, au plus 10 ans dans le cas de Jean-Philippe. À la lumière de l'amplitude des mouvements de sa hanche, le chirurgien lui conseilla une ostéotomie. Une incision fut pratiquée à travers l'os au-dessous du grand trochanter et le fémur fut légèrement tordu afin de modifier le stress imprimé à l'articulation de la hanche. La douleur de Jean-Philippe s'est grandement estompée. L'endroit où fut pratiquée l'ostéotomie fut consolidé à l'aide de plaques et de vis. Jean-Philippe marcha avec des béquilles pendant trois mois après l'opération; c'est alors qu'il remarqua qu'une de ses jambes était quelque peu plus courte qu'auparavant. Cela ne l'a pas gêné, car on glissa sous sa chaussure un talon plus haut que l'autre. Jean-Philippe était ravi du résultat, bien qu'il n'ignore pas qu'il devra un jour se résoudre à porter une prothèse totale de hanche.

Arthroscopie

L'arthroscopie ou micromanipulation chirurgicale est désormais pratiquée à grande échelle. Plus d'un million d'interventions ont lieu à travers le monde au cours d'une année. Il est inhabituel de recourir à l'arthroscopie pour la hanche, mais on s'en sert beaucoup pour le genou. Le principe consiste à introduire une minuscule sonde, qui fait d'ordinaire 4,5 mm de diamètre, dans l'articulation douloureuse sous anesthésie locale ou générale. Cela permet de voir clairement l'ensemble des structures de la région et de mesurer avec précision le progrès de la détérioration. L'intervention peut servir à toutes les formes d'arthrite et ne dure en général que 45 minutes. Lorsque l'arthroscope pénètre dans l'articulation, il est possible d'introduire des instruments de chirurgie en pratiquant d'autres petites incisions. On peut alors enlever les corps à l'état libre, nettoyer les surfaces articulaires et les cartilages, et tailler les ligaments à l'aide de l'arthroscope.

Toutefois, un arthroscope ne saurait éliminer l'arthrite. Les incidences sur les symptômes d'un patient peuvent varier. Quelques-uns constatent un soulagement considérable de la douleur, alors que d'autres prétendent que la sensation gênante s'est aggravée. Il faut donc user de prudence lorsqu'on décide de soulager l'arthrite en recourant à l'arthroscopie. Étant donné que son taux de complication est faible (un cas d'infection sur 2 000 interventions, par exemple), on y a souvent recours comme solution temporaire avant de procéder à une intervention chirurgicale d'importance. Elle est

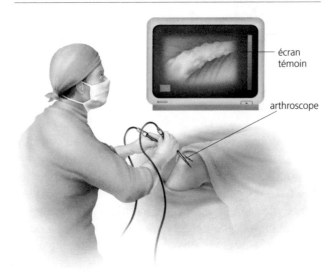

écran
témoin

arthroscope

L'arthroscopie ou micromanipulation chirurgicale se fonde sur l'introduction d'une sonde minuscule au niveau de l'articulation sous anesthésie locale. Le chirurgien aperçoit alors l'intérieur de la structure
articulaire et peut procéder à des interventions chirurgicales mineures
de façon simultanée et sans pratiquer de larges excisions.

particulièrement utile aux jeunes gens très actifs à qui
il serait inopportun de remplacer une hanche par une
prothèse. Une sphère de la chirurgie arthroscopique de
la hanche connaît une forte expansion, soit le traitement de l'accrochage douloureux, une douleur provoquée lorsque l'avant de la partie supérieure du fémur
accroche l'avant de la cavité articulaire de la hanche.
Un tel frottement peut entraîner la déchirure des tissus
mous et l'arthrose. Les chirurgiens tentent de remédier
à l'accrochage douloureux dans le cadre d'une chirurgie
d'un jour.

Transplantation

On ne pratique pas que des transplantations du cœur, du foie et des poumons; on peut également transplanter des articulations, et ce, depuis nombre d'années. Il est même question de transplantation osseuse dans la Bible ! Si les dommages occasionnés par l'arthrite à la surface d'une articulation sont circonscrits, il est possible d'enlever la zone abîmée et d'y transplanter des tissus sains.

D'ordinaire, les tissus sont prélevés sur un donneur défunt. On déploie de rigoureux efforts afin que les cellules de cartilage articulaire soient bien vivantes avant d'être transplantées chez un receveur. Les tissus servant à la transplantation peuvent également provenir d'animaux, bien que cela se voit rarement.

Une personne arthritique peut subir parfois deux interventions chirurgicales : la première afin qu'on prélève des cellules de cartilage articulaire d'une région de son corps, et la seconde afin qu'on les transplante dans une zone touchée par l'arthrite. Entre-temps, les cellules de cartilage font l'objet d'une culture en laboratoire afin d'être multipliées. On parle alors de culture des chondrocytes qui nécessite environ une heure de travail. Nous ne connaissons pas encore les incidences à long terme de ce genre de procédé.

Toutefois, on effectue à l'heure actuelle nombre de recherches à l'échelle internationale dans le but de remplacer la surface du cartilage avant que l'arthrose ne s'y installe définitivement afin de vérifier l'efficacité d'une telle transplantation. On s'attend à des percées significatives dans ce domaine au cours de la prochaine décennie.

Fibre de carbone et autres matières synthétiques

Si tous les éléments d'une articulation sont touchés par l'arthrite, alors le seul traitement chirurgical idoine reste une intervention dans l'ensemble de la zone atteinte. Cependant, aux premiers stades, l'arthrite peut toucher seulement une région de l'articulation. Le cas échéant, on retranchera la zone atteinte pour la remplacer par de la fibre de carbone. La fibre de carbone existe sous différentes formes, mais les petits tenons cylindriques sont particulièrement courants. La fibre de carbone a pour objet de fournir au patient un échafaudage le long duquel ses propres tissus osseux et cartilagineux peuvent croître. Cette croissance peut s'étaler sur plusieurs mois et favoriser la récupération des zones abîmées par l'usure. On utilise également des tenons de céramique, de métal et de plastique. Le résultat est imprévisible, car le cartilage articulaire se reforme rarement ainsi qu'on le souhaite. Les procédés dits de resurfaçage n'ont pas toujours la cote en raison de leurs résultats variables. Ils sont toutefois pertinents dans le cas de jeunes patients dont le cartilage est abîmé par endroits.

Arthrodèse

L'arthrodèse est une opération qui consiste à stabiliser une articulation. Les personnes arthritiques éprouvent une douleur lorsqu'ils font jouer leurs articulations. Plus ils bougent, plus la douleur s'exacerbe. Par conséquent, la stabilisation chirurgicale de l'articulation est un moyen de supprimer la douleur. Cette intervention se fait en 90 minutes. Cependant, l'arthrodèse impose une plus forte tension aux articulations qui se trouvent de part et d'autre de celle qui est stabilisée. Par exemple, lorsque le genou est stabilisé, une pression plus grande s'exerce sur la hanche et la cheville. L'arthrodèse a ceci d'avantageux qu'elle ne nécessite pas la mise en place de pièces de rechange dans l'articulation; par conséquent, peu de choses peuvent mal tourner. Le patient marchera toutefois différemment, car il est impossible de marcher d'un pas normal lorsqu'une hanche ou un genou est stabilisé. La jambe qui a subi l'intervention peut être plus courte que l'autre, mais le résultat a l'avantage de la permanence. S'il y a lieu, une articulation arthrodiale peut être suivie de la mise en placed'une prothèse,

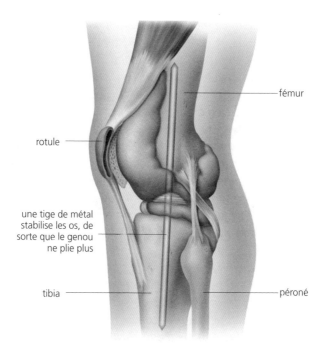

rotule

fémur

une tige de métal stabilise les os, de sorte que le genou ne plie plus

tibia

péroné

L'arthrodèse est une opération qui consiste à stabiliser une articulation afin de supprimer la douleur articulaire.

mais le résultat d'une telle intervention n'est pas toujours aussi efficace que le remplacement d'une articulation vierge.

Exposé de cas 2

Jocelyne, 22 ans, avait subi un accident de la route huit années auparavant qui lui avait laissé une fracture du plateau tibial. Malgré une bonne reconstruction exécutée d'urgence par une équipe d'orthopédistes, l'arthrite a peu à peu rongé l'articulation de son genou. La douleur s'est exacerbée jusqu'à ce que des chirurgiens orthopédistes lui conseillent de subir une arthrodèse. Bien entendu, Jocelyne était affolée à l'idée que son genou ne puisse plus se mouvoir, mais la douleur s'imposait dans toutes les sphères de son existence. Elle savait que la mise en place d'une prothèse n'avait rien de définitif. Bien qu'il n'y eût aucune limite quant au nombre d'interventions à cet égard, elle était consciente que chaque nouvelle remise en place serait de plus courte durée que la précédente. À la fin, le genou serait inopérable et une amputation serait à envisager. Jocelyne s'inquiétait devant cette perspective. En outre, une ostéotomie était hors de question car la fracture avait déformé la partie supérieure de son tibia à tel point que l'opération aurait été très difficile sur le plan technique et que l'on craignait d'abîmer gravement ses principaux vaisseaux sanguins et les nerfs environnants. Par conséquent, Jocelyne consentit à une arthrodèse. Son genou est désormais stabilisé à la verticale et elle estime que la vie est plus agréable malgré ce handicap apparent. Son genou ne la fait plus souffrir, elle peut conduire un véhicule adapté et elle dirige la boutique d'une œuvre caritative. Jusqu'à présent, aucune sensation gênante à la hanche ou la cheville n'est venue la troubler, bien qu'on l'eût préve-

nue que la chose était possible. Elle est confiante que la douleur ne réapparaîtra pas avant au moins 20 ans.

Débridement

« Débridement » est le mot employé en chirurgie pour désigner le nettoyage d'une zone quelconque. Parallèlement à l'arthrite, on voit l'apparition de corps à l'état libre, de débris et d'ostéophytes. Ces derniers peuvent être souples, malléables ou encore obstruer une articulation. Par conséquent, il faut parfois en débarrasser l'articulation. Le débridement ne guérit pas l'arthrite, mais il peut repousser le jour où une intervention chirurgicale plus importante devra être envisagée. On peut parfois l'exécuter par arthroscopie, bien que l'on procède généralement à une chirurgie ouverte. La chirurgie ouverte permet l'accès à tous les coins et recoins de l'articulation, que l'on peut mieux débarrasser des débris qui s'y trouvent. Les résultats peuvent varier, mais le soulagement complet de la douleur est improbable. Toutefois, un débridement permet à un jeune patient de gagner du temps avant de subir une intervention chirurgicale d'importance et peut s'avérer utile à un patient plus âgé qui n'est pas en mesure d'être longtemps sous anesthésie. Un débridement exige entre 30 et 45 minutes sur la table d'opération.

Mise en place d'une prothèse totale

La mise en place d'une prothèse totale de la hanche ou du genou, une intervention certes majeure, constitue l'une des plus importantes percées des dernières années dans la sphère chirurgicale. L'amélioration de la qualité de vie des patients équivaut presque à celle de ceux qui subissent un pontage; les patients constatent une nette amélioration de leur mobilité et une chute marquée de leur douleur. Il faut compter près de deux heures pour mettre en place une prothèse totale du genou ou de la hanche, et cette dernière n'est pas éternelle.

En théorie, il est possible de remplacer une prothèse autant de fois qu'on le souhaite. Toutefois, chaque intervention ultérieure est d'ordinaire moins réussie que la précédente. Pour ma part, j'ai vu un même patient recevoir 19 prothèses (les 18 premières n'ont pas été de mon ressort) ! En conséquence, on hésite à proposer cette solution aux patients parmi les plus jeunes. Le principe de l'intervention consiste à enlever la région atteinte d'arthrite pour la remplacer par des matières synthétiques. Nous en reparlerons en détail dans les chapitres ultérieurs.

Resurfaçage

L'opération de resurfaçage a fait son apparition parmi les jeunes patients dont la hanche est atteinte d'arthrose. Il s'agit de mettre en place un capuchon de métal sur l'os de la hanche et une chemise métallique à l'intérieur de la cavité articulaire. On enlève ainsi moins de tissus osseux que lors de la mise en place d'une prothèse totale de la hanche; le chirurgien disposera donc de plus de tissus lorsque la mise en place d'une prothèse sera nécessaire.

Les résultats révèlent que plus de 95 % des hanches ayant fait l'objet d'un resurfaçage sont en bon état huit années après l'intervention. Ce résultat est aussi bon que celui que l'on constate au bout de la même période chez les patients qui ont reçu une prothèse. Le resurfaçage d'une hanche exige souvent une incision plus importante que celle imposée par la mise en place d'une prothèse, mais les risques de dislocation après l'intervention sont minimes car le diamètre de la bille est de beaucoup supérieur à celui de la bille qui fait jouer une prothèse. Le resurfaçage fait en ce moment même l'objet de nombre de recherches. Étant donné que les articulations métalliques sont faites d'un alliage de cobalt et de chrome, les taux sanguins de cobalt et de chrome peuvent augmenter après un resurfaçage. On constate parfois des concentrations sanguines de métal plus élevées à la suite d'autres interventions chirurgicales, notamment la mise en place de certains types de prothèse de la hanche. On rattache en outre le resurfaçage à un risque accru de fracture de la hanche.

Depuis peu, on procède également à des resurfaçages partiels, dont le mérite reste à prouver. De même que le resurfaçage complet d'une hanche supprime moins de tissus osseux que la mise en place d'une prothèse, un resurfaçage partiel enlève moins de tissus osseux qu'un resurfaçage complet. Il s'agit simplement d'un petit tampon qui couvre une zone atteinte d'arthrite, rien de plus. On peut l'introduire grâce à une petite incision. De plus, on cherche à établir s'il serait possible d'introduire ce tampon à l'aide de la technique arthroscopique.

Exposé de cas 3

Marcus a déjà été un adepte de la course de moto reconnu internationalement. Malheureusement, sa carrière a connu une fin abrupte lorsqu'il s'est disloqué une hanche dans un accident qui a failli lui coûter la vie alors qu'il n'avait que 28 ans. À 30 ans, il souffrait d'arthrose à la hanche et la douleur était intolérable. Il était incapable de dormir la nuit, les médicaments ne lui étaient d'aucun secours et il était sans cesse de mauvaise humeur. Il contredisait tous ses proches. Son chirurgien lui a conseillé de subir un resurfaçage de la hanche. Marcus y consentit sans plus attendre. L'intervention s'est bien

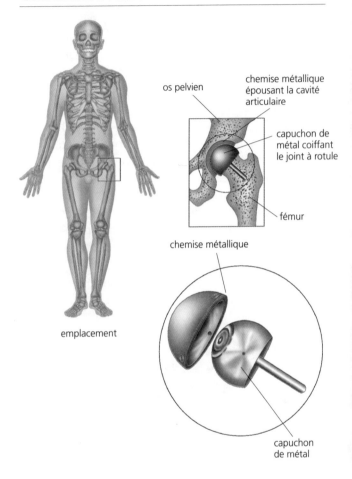

os pelvien

chemise métallique épousant la cavité articulaire

capuchon de métal coiffant le joint à rotule

fémur

chemise métallique

emplacement

capuchon de métal

Afin de resurfacer une hanche, on coiffe le joint à rotule d'un capuchon de métal et l'on tapisse la cavité articulaire d'une chemise métallique.

déroulée et Marcus n'a séjourné que quatre jours à l'hôpital. Six semaines après l'intervention, il a repris en douceur l'activité physique et voilà que, trois années plus tard, il s'est remis à la course de moto et que la douleur s'est envolée. Il a également sauté en parachute en tandem au profit d'une œuvre caritative, ce qu'il s'est vite empressé de cacher à son chirurgien !

POINTS CLÉS

- Quelle que soit la forme d'arthrite dont souffre un patient, on se résout d'ordinaire à la chirurgie à contrecœur, car il est plus sûr de soulager cette affection de façon conservatrice.

- L'ostéotomie est une fracture chirurgicale qui fait en sorte que la hanche ou le genou peut être réaligné lorsque l'os est rabouté.

- L'arthroscopie ou micromanipulation chirurgicale est désormais pratiquée à grande échelle pour soulager l'arthrite, mais elle n'apporte pas toujours les résultats escomptés.

- La mise en place de prothèses totales est également répandue, mais il faut user de prudence lorsque de jeunes patients sont en cause.

Mise en place d'une prothèse totale de la hanche

Pourquoi remplacer une hanche ?

On remplace une hanche pour trois motifs : soulager la douleur, contrer une difformité ou protéger d'autres articulations. La douleur issue de l'usure articulaire est souvent le facteur déterminant lorsqu'on décide de remplacer une hanche.

La douleur peut être implacable, l'emporter sur tous les aspects du quotidien et rendre pratiquement impossible toute activité physique. Parfois la hanche est déformée, de sorte que le bassin est replié vers l'avant ou alors la rotule sphérique s'enfonce profondément dans la cavité articulaire (une déformation appelée protrusion). Une hanche raide peut également apporter une surcharge au carré des lombes. Certaines affections inflammatoires peuvent toucher le bas du dos et les hanches, la spondylarthrite ankylosante par exemple. Dans ce cas, la colonne vertébrale est la plus touchée, mais les hanches peuvent être atteintes dans une large mesure. Par conséquent, le remplacement des hanches peut servir à protéger la colonne vertébrale.

Antécédents

La mise en place d'une prothèse totale de la hanche n'est pas une nouveauté. La première fut réalisée en 1891 par un certain Dr Gluck. En 1926, le professeur Hey Groves a décrit l'emploi fait d'une hanche de rechange en ivoire.

Les modèles ont été perfectionnés par la suite grâce à un matériau semblable à du Perspex, et ce, jusque vers la fin des années 1950, alors que l'on a innové avec la bille de métal et la cavité articulaire de plastique. Aujourd'hui, la plupart des prothèses de la hanche sont de ce type. Les deux éléments d'une hanche de rechange sont le composant fémoral (le fémur artificiel qui constitue le haut de la cuisse) et le composant cotyloïdien (l'acétabulum artificiel ou la cavité profonde dans laquelle loge la tête du fémur). Il est normal que le composant fémoral soit fabriqué en métal (par exemple, de l'inox ou du titane) et que le composant cotyloïdien soit fait de polyéthylène. Les deux composants sont d'ordinaire cimentés à leurs os respectifs à l'aide de polyméthacrylate de méthyle (PMMA).

Des composants que l'on ne cimente pas sont conçus expressément pour favoriser la croissance de tissus osseux autour d'eux, de sorte que la prothèse soit solidement retenue au squelette du patient. Quelques-uns des composants artificiels sont poncés à l'aide de billes minuscules, de manière à former une surface poreuse. D'autres composants que l'on ne cimente pas sont enduits d'un matériau appelé hydroxyapathite qui favorise et active la croissance des tissus osseux qui l'environnent. Ainsi, le composant peut être assujetti en toute sûreté sans être cimenté au bassin.

Tous les chirurgiens ne prônent pas l'emploi d'un ciment, car il occasionne parfois des problèmes s'il faut ajuster la prothèse. Par conséquent, soit les hanches artificielles sont cimentées, soit elles ne le sont pas. Certains sont d'avis qu'il est difficile d'enlever le ciment lorsqu'une reprise chirurgicale est nécessaire. Cela peut être vrai, bien que nous disposions à présent d'instruments servant à enlever le ciment sans difficulté, notamment des *cutters* haute vitesse, des sources de lumière à cet effet, voire des ultrasons. En raison des difficultés perçues entourant le retrait du ciment, nombre de jeunes patients qui doivent recevoir une prothèse se voient offrir un modèle qui ne nécessite pas de ciment, et ce, même si les probabilités de reprise chirurgicale sont plus élevées. Il est parfois possible de cimenter le composant fémoral sans cimenter le composant cotyloïdien. Il en est ainsi parce que certains chirurgiens sont d'avis que les composants cotyloïdiens cimentés constituent un point faible de la prothèse et qu'il est préférable de s'en abstenir. Le débat sur le sujet court encore dans les cercles orthopédiques. Ce mélange de fixations a donné lieu à l'appellation de prothèse hybride.

La mise en place d'une prothèse de la hanche échoue lorsque l'usure du composant cotyloïdien produit de petites particules de polyéthylène. Ces débris peuvent occasionner une légère inflammation touchant le fémur ou l'acétabulum, ou encore les deux, ce qui entraîne une déperdition osseuse ou ostéolyse. Afin de minimiser la déperdition osseuse, d'aucuns proposent de remplacer l'articulation de métal contre plastique par d'autres matières. On a ainsi fait l'essai d'une articulation de céramique contre plastique et de céramique contre céramique, tandis que des matières plastiques plus résistantes ont été mises au point dans le but de réduire davantage le frottement. On a également songé à des articulations de métal contre métal, le composant fémoral étant doté d'une bille métallique et le composant cotyloïdien étant exempt de plastique. Cette combinaison de matières peut également servir aux interventions

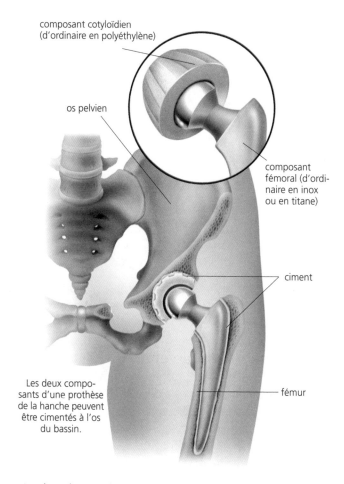

composant cotyloïdien
(d'ordinaire en polyéthylène)

os pelvien

composant fémoral (d'ordinaire en inox ou en titane)

ciment

fémur

Les deux composants d'une prothèse de la hanche peuvent être cimentés à l'os du bassin.

Les deux éléments d'une prothèse de la hanche sont le composant fémoral (le fémur artificiel qui constitue le haut de la cuisse) et le composant cotyloïdien (l'acétabulum artificiel ou la cavité profonde dans laquelle loge la tête du fémur).

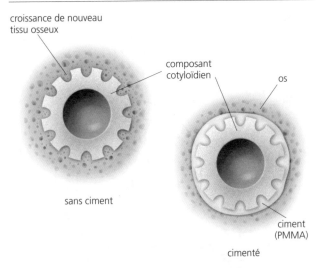

croissance de nouveau
tissu osseux

composant
cotyloïdien

os

sans ciment

ciment
(PMMA)

cimenté

Les deux composants d'une prothèse de la hanche sont en général
cimentés à leurs os respectifs. Une fixation sans ciment suppose une
croissance du tissu osseux qui doit se souder aux composants artificiels.

dites de resurfaçage. Malgré les nombreux modèles, la
bille de métal et la cavité articulaire de plastique comptent parmi les composants les plus usités.

Préparation à l'intervention

La mise en place d'une prothèse de hanche nécessite
une intervention chirurgicale délicate et chaque patient
peut favoriser son rétablissement en se préparant du
mieux qu'il peut aux conséquences éventuelles. Vous
pouvez faciliter la tâche du chirurgien et de l'anesthésiste en conservant votre forme du mieux que vous le
pouvez avant l'intervention, même si une hanche vous
fait souffrir. Vous devriez suivre les indications énumérées dans l'encadré ci-contre.

Comment favoriser votre rétablissement après une intervention chirurgicale

- **Cesser de fumer :** Les fumeurs sont davantage susceptibles de souffrir de complications respiratoires alors qu'ils sont sous anesthésie, de même qu'ils sont sujets aux infections de poitrine après l'intervention. Cela peut prolonger la période d'alitement et retarder la reprise des activités.

- **Perdre du poids :** Il est plus difficile d'opérer un patient qui a une surcharge pondérale qu'un patient svelte. La hanche est couverte de plus de chair que d'autres régions; il faut donc inciser plus profondément afin d'atteindre l'os iliaque, ce qui provoque des saignements plus abondants. Au plan physique, un patient qui a une surcharge pondérale exige plus d'efforts des chirurgiens qui doivent manipuler sa jambe pendant l'intervention. Les patients très obèses sont davantage susceptibles d'éprouver des difficultés respiratoires alors qu'ils sont sous anesthésie. Ces patients devraient perdre tous les kilos qu'ils peuvent avant de passer au bistouri. Par la suite, moins de pression s'exercera sur la prothèse.

- **Médicaments :** Les médicaments sur ordonnance destinés à réguler le cœur et la tension artérielle doivent être consommés avec régularité afin que les patients soient au meilleur de leur forme lorsqu'ils se trouveront sur la table d'opération.

- **Exercice physique :** Les patients devraient faire autant d'exercice qu'ils le peuvent car, plus ils seront en forme, plus vite ils se rétabliront. Le physiothérapeute de l'hôpital peut recommander des exercices visant à fortifier certaines régions du corps, par exemple les bras, afin qu'ils puissent mieux soutenir l'ossature après l'intervention.

Vous pourriez apporter quelques transformations à votre intérieur en prévision de votre retour de l'hôpital. Dans le cadre de l'évaluation préopératoire, on demande souvent aux patients de décrire les commodités de leurs résidences. Cela, afin de s'assurer qu'ils disposeront des meubles et appareils dont ils auront besoin après l'intervention. Ainsi, les fauteuils ne doivent pas être trop bas, les baignoires dotées d'une main courante, les escaliers d'une rampe et les matelas, ni trop moelleux, ni trop bas (reportez-vous à la section intitulée « À quel moment… ? » pour de plus amples renseignements). Cela relève du domaine de l'ergothérapeute qui peut recommander et fournir une bonne partie du matériel utile.

Lors de l'admission à l'hôpital

La mise en place d'une prothèse de hanche nécessite une anesthésie locale ou générale, ou parfois une combinaison des deux. Ainsi qu'il en est de toute intervention chirurgicale d'importance, on évalue d'abord l'état général du patient pour s'assurer qu'il est en mesure de subir cette opération. D'ordinaire, on dresse son bilan de santé, on se penche sur ses antécédents médicaux et on réalise divers tests, dont quelques-uns peuvent figurer à l'encadré de la page 51.

Le patient est admis à l'hôpital soit la veille, soit le jour même de l'intervention. On peut lui prescrire des médicaments afin d'éloigner la possibilité que des caillots sanguins se forment dans une veine du mollet; il s'agit là d'une complication (la thrombose veineuse profonde) souvent liée à une intervention chirurgicale d'importance. De tels caillots se forment plus facilement car, pendant et après l'intervention, le patient est alité quelque temps et remue les jambes le moins possible. Par conséquent, la circulation sanguine ralentit au niveau des jambes,

Tests préopératoires

- On effectue des analyses de sang afin de voir si le patient souffre d'anémie et pour vérifier que le taux d'électrolytes sanguins (ou sels) est normal. On prélève également du sang afin de déterminer le groupe sanguin et de prévoir le matériel nécessaire dans l'éventualité où une transfusion s'imposerait après l'intervention. Certains patients préfèrent que l'on prélève de leur propre sang en vue d'une transfusion éventuelle; on parle alors de transfusion autologue.

- On effectue en outre une analyse d'urine, car il importe que le patient ne soit atteint d'aucune infection des voies urinaires au moment de l'intervention chirurgicale. Le cas échéant, une mince possibilité existe que la région recevant la prothèse devienne infectée.

- On procède à une radiographie de la poitrine pour s'assurer qu'il n'y a pas trace d'infection, ce qui pourrait entraîner des difficultés respiratoires pendant et après l'intervention, et pour vérifier que le rythme cardiaque est normal et que le cœur peut subir l'intervention.

- On fait des radiographies de la hanche afin de diriger les chirurgiens.

Tests préopératoires (suite)

• Un électrocardiogramme confirme que le cœur du patient fonctionne normalement.

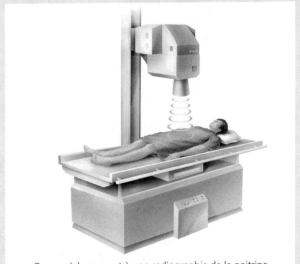

On procède souvent à une radiographie de la poitrine
et des hanches avant l'intervention chirurgicale.

parfois à un point tel que des caillots sanguins se forment. (Le même phénomène se constate après les longs vols en avion alors que l'incidence de la thrombose veineuse profonde est à la hausse.) Une prémédication peut être prescrite afin de détendre le patient en vue de l'anesthésie. On peut également lui donner des antibiotiques afin de réduire les possibilités d'infection après l'intervention.

L'intervention

L'intervention à proprement parler est le retrait de l'articulation de la hanche atteinte d'arthrite et de l'insertion de composants artificiels. Il est possible de la pratiquer alors que le patient est étendu sur le dos ou le côté, et l'incision peut mesurer entre 7 et 35 cm de long. Dans l'ensemble, plus l'articulation est entourée de graisse, plus l'incision doit être longue car l'articulation est enfouie plus profondément. Les incisions cutanées, parfois appelées incisions minimales, font moins de 10 cm de long. La mise en place d'une prothèse de hanche moyennant une incision minimale gagne en popularité tant auprès des patients que des chirurgiens, bien que la quantité de tissus osseux que l'on prélève reste la même, quelle que soit la longueur de l'incision. Certains chirurgiens pratiquent deux courtes incisions plutôt qu'une seule, plus longue. Ils espèrent ainsi que les patients recouvreront leur santé plus rapidement après l'intervention et qu'ils abrégeront leur séjour à l'hôpital. Toutefois, cette technique fait encore l'objet de recherches et ses résultats sont encore inconnus.

Le chirurgien départage la peau et les tissus sousjacents (dont les muscles et les ligaments) afin d'étaler l'articulation de la hanche. Cette dernière est ensuite disloquée et il enlève la tête fémorale à l'aide d'une scie chirurgicale. Lorsque cette dernière est enlevée, on aperçoit alors l'acétabulum. L'os atteint d'arthrite à l'intérieur de l'acétabulum est alors retiré à l'aide d'un alésoir. Il importe que tous les tissus osseux atteints soient enlevés. Des os sains accueilleront mieux la prothèse que des os frappés d'arthrite.

Le composant cotyloïdien est le premier élément à mettre en place. Dès qu'il est fixé à la cavité, on introduit le composant fémoral. Lorsque ces deux composants sont bien assujettis, on remet la hanche en place dans la cavité articulaire (on parle alors de réduction) et les différentes couches de muscles et de peau sont suturées ou agrafées pour refermer l'incision. La nouvelle articulation est retenue par le muscle qui l'environne et qui se fortifiera à mesure que la plaie se cicatrisera. On laisse parfois de petits drains de plastique afin de favoriser l'écoulement des dernières gouttes de sang du muscle et de la plaie après l'intervention chirurgicale. Quelle que soit l'ardeur qu'y met le chirurgien, il ne peut pas enrayer l'épanchement de sang à cette étape de l'intervention. La nature se charge de la cicatrisation par suite de l'intervention. Près de 30 % des patients ont besoin d'une transfusion sanguine à la suite de la mise en place d'une prothèse de la hanche.

Après l'intervention

Après la mise en place d'une prothèse de la hanche, il est essentiel d'entreprendre une réhabilitation graduelle. Il est d'usage que les patients gardent le lit une ou deux journées après l'intervention, mais on en voit de plus en plus qui sont sur pieds le jour même, en particulier s'ils n'ont subi qu'une incision minimale. On peut également conserver les jambes écartées à l'aide d'un coussin triangulaire, son point le plus élevé dirigé vers le haut. Il s'agit d'une cale d'abduction qui assure la stabilité de la hanche en maintenant les jambes éloignées l'une de l'autre. Il est possible que la bille sorte de la cavité, autrement dit que l'articulation se disloque, au cours des premiers jours qui suivent l'intervention (reportez-vous à « Dislocation » aux pages 60). Certains chirurgiens ont renoncé à employer une cale d'abduction et affirment que leur taux de dislocation postopératoire ne s'est pas modifié pour autant.

1. Le chirurgien entaille la peau et les tissus sous-jacents afin de mettre au jour l'articulation de la hanche.

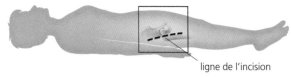

ligne de l'incision

acétabulum

tête fémorale

alésoir servant à enlever les tissus osseux atteints

2. On disloque ensuite la hanche – la tête fémorale est séparée de l'acétabulum.

3. On retire la tête fémorale pour apercevoir l'acétabulum. L'os rongé par l'arthrite est alors enlevé à l'aide d'instruments chirurgicaux comme l'alésoir.

composant cotyloïdien

composant fémoral

4. Le composant cotyloïdien est le premier élément artificiel que l'on introduit dans la cavité; après coup, on met en place le composant fémoral.

5. Lorsque les deux composants sont bien assujettis, on remet la hanche dans sa cavité articulaire et l'on ferme la plaie à l'aide de points de suture ou d'agrafes.

La mise en place d'une prothèse de hanche complète

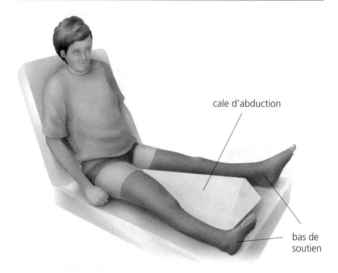

cale d'abduction

bas de
soutien

Une cale d'abduction permet d'éloigner les jambes et de conserver
la stabilité de la hanche aux premiers temps du rétablissement. On
n'en fait pas toujours usage après une intervention chirurgicale.

Dans une large mesure, la réhabilitation postopératoire
vise à éviter tout risque de dislocation. Ceci est surtout
l'affaire du physiothérapeute qui fera se mouvoir l'articulation de la hanche et enseignera au patient les mouvements qu'il peut exécuter sans crainte après la mise
en place d'une prothèse. Les exercices qui font appel
aux jambes aideront à prévenir la formation de caillots
sanguins et l'on conseille à certains patients de porter
des bas de soutien.

On porte des bas de soutien pendant les quelques
jours qui suivent l'intervention afin de prévenir la formation de caillots sanguins.

Au cours des premiers jours qui suivent l'intervention,
il est probable que le patient marchera à l'aide d'un

déambulateur. Ce dernier fera vite place à des béquilles et, par la suite, à une canne. Cependant, on exige parfois d'un patient que sa hanche ne soutienne aucun poids au cours d'une période de six semaines à trois mois après l'intervention. Il en est ainsi lorsque la mise en place d'une prothèse est couplée à une greffe osseuse complexe ou lorsqu'on emploie certains modèles de prothèse sans colle. Cette période de repos permet aux tissus osseux de croître à l'intérieur et autour de la hanche artificielle et d'assurer la sécurité des composants implantés dans l'organisme. Cette précaution ne signifie nullement que l'intervention chirurgicale s'est mal déroulée; il s'agit simplement du meilleur moyen de s'assurer que la prothèse fera longtemps son travail.

Le patient reçoit d'ordinaire son congé au cours des 5 à 10 jours qui suivent l'intervention. Les patients rentrent à la maison de plus en plus vite après cette intervention. On s'intéresse actuellement à la possibilité d'exécuter des chirurgies d'un jour et bon nombre de chirurgiens renvoient d'office leurs patients chez eux au bout de trois jours après l'intervention. Cependant, lorsqu'un patient est renvoyé chez lui, il doit faire preuve de prudence pendant un minimum de six semaines. On enlève les points de suture après quelque 10 jours, mais les agrafes sont retirées avant cela. À l'occasion, on exécute des points de suture qui se dissolvent sous la peau, parfois en conjonction avec une colle pour la peau, pour éviter au patient d'avoir à retourner à l'hôpital pour qu'on lui enlève ses points de suture.

Complications

Bien entendu, il est essentiel que le patient se porte mieux après l'intervention qu'avant. Bien que les complications soient peu courantes, elles constituent tout de même un risque. Il importe donc de prendre une décision éclairée avant de procéder à l'intervention.

Les complications sont nombreuses et variées. La plupart sont mineures et sont apparentées à l'intervention chirurgicale plutôt qu'elles ne sont le propre de la mise en place d'une prothèse. Les risques de complications s'accroissent chez les patients plus âgés, notamment ceux qui ont 80 ans et plus. Si l'on doit remplacer une prothèse, une intervention appelée révision, le risque de complications est encore plus élevé.

Les complications peuvent survenir au cours de l'intervention ou après. On peut les regrouper en deux grandes catégories, soit celles qui découlent d'une intervention chirurgicale d'importance (les complications générales) et celles qui sont propres à la mise en place d'une prothèse (les complications particulières).

Complications générales

• **Infection (moins de 1 % des cas) :** On la traite souvent à l'aide d'antibiotiques puissants et en prescrivant du repos; à l'occasion, il faut procéder à une nouvelle intervention (une révision).

• **Hématome qui se forme sur la plaie :** Le sang qui afflue vers la plaie doit parfois être enlevé en rouvrant cette dernière.

• **Déhiscence de la plaie :** Cela signifie que la plaie s'ouvre de nouveau et qu'il faut recoudre ses berges.

• **Drain emprisonné (en de rares occurrences) :** Il appert parfois que le drain de plastique est emprisonné dans les chairs et qu'il faille une autre intervention chirurgicale afin de le déloger.

• Complications urinaires (jusqu'à 35 % des cas):
Il n'est pas rare que des patients aient de la difficulté à uriner après une intervention chirurgicale, de même que plusieurs éprouvent cette difficulté lorsqu'ils ont passé beaucoup de temps allongés. Cela se voit parfois chez des patients qui ont déjà souffert de troubles urinaires, par exemple les hommes dont la prostate a augmenté de volume. Pour cette raison, on introduit un tube mince (un cathéter) dans la vessie afin de favoriser l'écoulement de l'urine pendant quelques jours.

• Complications gastro-intestinales (dans 1 % des cas): Elles sont parfois attribuables à l'anesthésie, à un déséquilibre chimique dans la composition du sang, voire à l'ampleur de l'intervention chirurgicale. Les intestins font la grève pendant quelques jours; on parle dans ce cas d'occlusion intestinale. On procède alors à une irrigation au goutte-à-goutte. On introduit par la bouche un mince tube de plastique qui se rend à l'estomac alors que le patient reçoit un liquide par voie intraveineuse plutôt que par voie orale. Aussitôt que reprend la fonction intestinale, on discontinue le traitement.

• Complications cardiovasculaires (jusqu'à 60 % des cas): Le stress issu de l'intervention chirurgicale est parfois tel que le patient fait une crise cardiaque, bien que cela survienne dans moins de 1 % des cas. Un caillot sanguin se forme parfois au cerveau, ce qui entraîne un accident vasculaire cérébral. La complication cardiovasculaire la plus fréquente est la thrombose veineuse profonde. Voilà pourquoi nombre de chirurgiens prescrivent un médicament afin d'en minimiser les probabilités.

• **Complications respiratoires:** Elles sont principalement attribuables à l'anesthésie et à l'alitement. Les patients qui ont déjà souffert de troubles pulmonaires ou cardiaques sont davantage sujets à de telles complications.

• **Décès (environ 1 % des cas):** Un décès peut survenir pour plusieurs raisons qui sont habituellement en lien avec des complications respiratoires ou cardiaques qui surgissent au cours de l'intervention.

Complications particulières

• **Dislocation (jusqu'à 5 % des cas):** Dans ce cas, la bille sort de la cavité articulaire. Une nouvelle anesthésie est d'ordinaire nécessaire afin de la remettre en place, et sera suivie d'une période d'alitement ou de la mise en place d'une orthèse afin de soutenir la hanche pendant quelque temps. En de très rares occasions il est nécessaire de refaire l'intervention chirurgicale.

• **Fracture (dans moins de 1 % des cas pour une première prothèse, dans environ 3 % des cas pour une révision):** Elle se produit d'ordinaire au cours de l'intervention par suite du stress que subit l'os à ce moment. Il arrive parfois que l'on ne constate pas la fracture au moment de l'intervention et qu'on l'aperçoive à la radiographie après coup. S'il la constate au cours de l'intervention, le chirurgien y remédie sans tarder; il peut alors entourer l'os de fil métallique afin de le soutenir ou il y visse des plaques de métal. Si la fracture est décelée après l'intervention, il faut parfois opérer de nouveau ou alors garder le lit plus longtemps pour immobiliser la fracture et favoriser la reprise.

• **Lésion d'un nerf au cours de l'intervention chirurgicale (au plus dans 3,5 % des cas) :** Étant donné que des nerfs se trouvent à proximité de l'articulation de la hanche, il n'est pas étonnant que quelques-uns soient parfois lésés au cours de l'intervention. En général, la guérison suit son cours naturellement pendant une longue période (peut-être entre une et deux années), parfois le nerf ne guérit pas, ce qui peut occasionner des troubles moteurs chez le patient.

• **Douleur persistante au niveau du grand trochanter (jusqu'à 17 % des cas) :** Cette douleur, dite bursite trochantérienne, est localisée sur la face extérieure de la hanche. Elle n'a aucune importance au plan fonctionnel, mais peut parfois faire souffrir le patient. Elle ne s'estompe pas toujours, même avec le temps.

• **Déplacement de la prothèse :** Cette dernière bouge un peu à l'intérieur de l'articulation. L'occurrence est rare, mais il arrive que les composants artificiels s'affaissent plus que prévu dans les tissus osseux. Ainsi, un composant fémoral peut glisser vers le fémur alors qu'un composant cotyloïdien peut faire saillie. Cela traduit habituellement une faiblesse de l'os porteur du patient et exige parfois une nouvelle intervention chirurgicale.

• **Inégalité de la longueur des jambes (dans 6 % des cas) :** Il s'agit de l'une des complications parmi les plus répandues chez les patients qui reçoivent une prothèse de la hanche. En général, la jambe porteuse de la hanche opérée est quelque peu plus longue que l'autre. Il faut alors compenser ce déséquilibre par un talon plus haut à la chaussure de l'autre jambe.

• **Lésion postopératoire d'un nerf (dans moins de 1 % des cas) :** La plaie peut continuer de saigner pendant un court laps de temps après l'intervention. Du sang peut s'accumuler autour d'un nerf et causer une lésion. Les répercussions seront les mêmes que si le nerf avait été atteint au cours de l'intervention.

• **Complications liées aux vaisseaux sanguins (dans 0,4 % des cas pour une première prothèse et moins de 1 % des cas pour une révision) :** Ainsi qu'il en est des nerfs, quelques vaisseaux sanguins d'importance se trouvent à proximité de l'articulation de la hanche, et peuvent être atteints au cours de l'intervention.

Résultats

Nombre de facteurs jouent sur la durée de vie d'une prothèse de la hanche. L'âge du patient importe. Plus un patient est jeune, plus sa prothèse risque de s'abîmer rapidement. Une étude menée au début des années 1980 s'est intéressée à plus de 100 patients de moins de 45 ans. Au bout de quatre années et demie, seuls 76 % de leurs prothèses enregistraient un rendement satisfaisant. Voilà pourquoi on fait montre de circonspection lorsque l'on conseille la mise en place d'une prothèse de la hanche à de jeunes patients. En général, on leur propose plutôt un resurfaçage de la hanche.

Après 65 ans, les résultats sont plus probants. Environ 90 % des prothèses durent au moins 12 ans, en particulier celles qui sont complètement cimentées au bassin. Les prothèses non cimentées sont certes valables, mais elles n'assurent pas tous les résultats que l'on obtient avec un modèle cimenté. Toutes ne peuvent pas faire facilement l'objet d'une révision. L'auteur de ce livre, qui a l'habitude de pratiquer des révisions, a connu deux échecs à ce chapitre au cours de la dernière décennie. Dans les deux cas, il s'agissait de composants non cimentés qu'il fut incapable de retirer. En raison de sa nouveauté relative, le resurfaçage de la hanche, dont on fait grand cas depuis quelque temps, ne peut encore être comparé à la mise en place d'une prothèse complète, faute de résultats à long terme. Le déroulement de l'intervention est également de la plus haute importance. À titre d'exemple, pour ce qui touche un modèle particulier, le taux d'échec oscillait entre 1 et 24 % selon l'endroit où l'intervention avait eu lieu. La technique et l'expérience du chirurgien sont essentielles. Renseignez-vous sur l'expérience de votre chirurgien ainsi que sur ses taux de complications et d'échecs.

L'échec de l'intervention est parfois attribuable à certaines caractéristiques du patient. Par exemple, il est plus difficile d'opérer un patient obèse. La plaie est plus profonde, l'articulation plus difficile à atteindre et l'épanchement de sang est d'emblée plus abondant. Le taux d'échec lié à une révision (lorsque l'on refait l'intervention) est également très important. Ainsi, les révisions d'une révision – dont on ne sait presque rien pour l'instant – enregistrent un taux d'échec de 60 %. Par conséquent, il est primordial que l'intervention soit pratiquée le plus expertement possible à la première occurrence.

Exposé de cas 1

Martin, 61 ans, était peintre-décorateur. Il souffrait d'arthrose à la hanche droite depuis nombre d'années et, depuis quelque temps, il avait du mal à remplir ses obligations professionnelles. Un jour, n'en pouvant plus tellement la douleur le gênait, il se rendit aux arguments de son chirurgien orthopédique qui lui conseillait la mise en place d'une prothèse.

Martin a reçu une prothèse de la hanche cimentée. L'intervention s'est bien déroulée et il reçut son congé de l'hôpital sept jours plus tard. Au fil des six semaines qui suivirent, il a retrouvé peu à peu sa mobilité, laissant tomber les béquilles au cours de la sixième semaine. Trois mois plus tard, il marchait à l'aide d'une canne qu'il tenait de la main gauche. On lui avait dit combien il importait que la canne fût tenue de la main opposée au côté où la prothèse avait été mise en place. Hanche droite, main gauche, et inversement.

Martin cessa de souffrir immédiatement après l'intervention. Il éprouvait bien sûr une douleur issue de l'opération, mais elle s'estompa au bout de quatre ou cinq jours. Ses douleurs arthritiques disparurent sur-le-champ. Trois mois après l'intervention, il demanda à son chirurgien la permission de réintégrer son travail. Ce dernier se dit d'accord pour peu qu'il modifiât sa façon de faire, de manière qu'il ne se penchât pas trop, ne soulevât pas de charges lourdes et se reposât à sa guise. Martin se dit très heureux de sa nouvelle prothèse de la hanche.

Exposé de cas 2

Jeannette, 72 ans, avait été en forme et en santé jusqu'au jour où elle se fractura la hanche gauche. L'incident fut pour le moins inattendu et se produisit alors qu'elle trébucha sur des pavés en faisant des courses. On la conduisit à l'hôpital et, presque sans plus attendre, on lui remplaça la hanche par une prothèse cimentée.

Bien que Jeannette se rétablît rapidement après l'opération, elle éprouvait une sensation gênante au niveau de l'articulation de la hanche. On lui dit que cela était normal, mais au bout de cinq jours elle éprouva une sensation douloureuse, déchirante, alors qu'elle se tourna dans son lit. Une radiographie lui apprit que l'articulation s'était disloquée alors qu'elle accomplissait un mouvement maladroit. Il fallut la mettre de nouveau sous anesthésie générale pour remettre sa hanche en place. Après coup, on lui demanda de porter une orthèse pendant six semaines, après quoi on la lui enlèverait. Au moment où on lui enlevait l'orthèse, Jeannette éprouvait encore une légère douleur au niveau de sa prothèse, mais cette dernière s'était stabilisée. Elle a depuis repris ses activités en dépit d'une légère sensation gênante et a promis qu'elle ne se tordrait plus les hanches en se tournant dans son lit !

POINTS CLÉS

■ On remplace une hanche pour trois raisons, à savoir la douleur, une difformité ou afin de protéger les autres articulations.

■ Efforcez-vous de conserver votre bonne forme physique avant de passer au bistouri.

■ Des complications peuvent surgir au cours de l'intervention ou par la suite.

■ Les résultats de la mise en place d'une prothèse de hanche sont variés et reposent sur le modèle choisi et les compétences du chirurgien.

Mise en place d'une prothèse de genou

Pourquoi remplace-t-on un genou ?

Comme pour une hanche, on remplace un genou pour trois raisons : pour soulager la douleur, pour contrer une difformité ou pour protéger d'autres articulations, la première étant la plus importante. Il s'agit en général d'un dernier recours, lorsque les méthodes conservatrices n'ont rien donné et que les interventions alternatives ont été écartées.

Un genou atteint d'arthrose est habituellement déformé. Le plus souvent dévié vers l'intérieur (varus), il est parfois tourné vers l'extérieur (valgus). Il est plus difficile de remplacer un genou en valgus qu'un genou en varus, car il se trouve des nerfs très délicats sur la face extérieure du genou qui peuvent être abîmés lorsqu'on tente de corriger l'alignement d'une articulation en valgus.

Antécédents

La mise en place de prothèses de genou n'est pas chose récente. Au cours des années 1930, on pratiquait des hémiarthroplasties (le remplacement de la moitié d'une articulation), à la suite de quoi on remplaça les genoux par des prothèses modèles qui s'articulaient comme des charnières pour permettre le mouvement du genou après la chirurgie.

Toutefois, on sait à présent qu'un genou normal, en plus de se fléchir et de se redresser, peut effectuer des torsions et des tours. Par conséquent, un genou artificiel, pour qu'il triomphe du temps, doit permettre les mouvements de rotation dans une certaine mesure. Les anciennes prothèses fixes, en particulier celles qui s'articulaient comme des charnières, interdisaient ces mouvements; par conséquent, elles finissaient par devenir lâches. Malgré cela, ce type de prothèse est encore en usage aujourd'hui, en particulier lorsqu'on procède à des révisions.

Le début des années 1970 vit l'avènement d'un modèle appelé implant condylien. Il s'articulait autour de la pose d'un capuchon de métal sur le bas du fémur et d'une surface de plastique sur le plateau tibial. Cette dernière était modelée à la manière du plateau tibial afin de permettre au genou de fléchir, de se redresser et d'effectuer une part de rotation (page 69). On jugeait parfois opportun de ne pas toucher aux ligaments croisés, en particulier le ligament postérieur, lors du remplacement d'un genou. Cette idée est encore en vogue dans certains hôpitaux. D'autres modèles de prothèse laissaient également intact le ligament croisé antérieur, bien que ce type d'intervention n'ait plus cours à grande échelle. Enlever un ligament croisé n'est pas aussi douloureux qu'on peut le croire. Une prothèse sans ligaments croisés est d'ordinaire meilleure qu'un genou atteint d'arthrite couplé à ses ligaments croisés. La conception des composants artificiels tient compte de l'absence de ligaments croisés. Par exemple, on peut introduire un petit goujon au centre du composant tibial afin de compenser l'absence du ligament croisé postérieur, alors que le plastique est quelque peu évidé afin de favoriser une plus grande stabilité de l'élément fémoral au moment où il fléchit et s'allonge.

L'implant condylien est devenu la prothèse de référence dans le monde entier. Toutefois, les chirurgiens ne s'entendent toujours pas sur la question à savoir s'il faut conserver ou sacrifier le ligament croisé postérieur au cours de l'intervention chirurgicale.

Ainsi qu'on le fait avec les prothèses de la hanche, les prothèses de genou peuvent être cimentées ou non selon le type de fixation voulu pour attacher les composants artificiels à l'os. Une fixation cimentée tient à l'aide de polyméthacrylate de méthyle qui l'assujettit sur-le-champ et en toute sûreté au patient. Si on opte pour un composant non cimenté, il faut souvent enduire la prothèse de produits chimiques ou d'un matériau appelé hydroxyapathite qui favorise et active la croissance des tissus osseux qui l'environnent. Ainsi, le composant peut être assujetti en toute sûreté sans être cimenté à l'os. Les modèles non cimentés ont comme avantage de faciliter l'intervention de révision, le cas échéant. D'aucuns croient qu'il est plus facile d'enlever un composant non cimenté. En réalité, cela n'est pas toujours vrai. Il est parfois très ardu de changer un composant non cimenté au moment d'une révision, car les tissus osseux du patient peuvent croître densément à l'intérieur de la prothèse.

Les chirurgiens estiment parfois qu'il est inutile de remplacer le genou dans son entier. Par exemple, lorsque seule la partie interne de l'articulation est affectée par l'arthrose, pourquoi faudrait-il remplacer sa partie

L'implant condylien compte deux ou trois composants, à savoir un composant fémoral de métal, un composant tibial de plastique et une rotule de rechange en plastique.

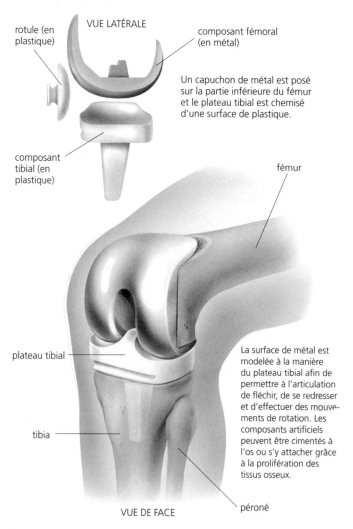

VUE LATÉRALE

rotule (en plastique)

composant fémoral (en métal)

Un capuchon de métal est posé sur la partie inférieure du fémur et le plateau tibial est chemisé d'une surface de plastique.

composant tibial (en plastique)

fémur

plateau tibial

La surface de métal est modelée à la manière du plateau tibial afin de permettre à l'articulation de fléchir, de se redresser et d'effectuer des mouvements de rotation. Les composants artificiels peuvent être cimentés à l'os ou s'y attacher grâce à la prolifération des tissus osseux.

tibia

péroné

VUE DE FACE

L'implant condylien est devenu la prothèse de référence quand il s'agit de remplacer un genou.

externe ? Cet argument n'est pas logique et, pour cette raison, on a mis au point la prothèse unicompartimentale du genou. Il s'agit donc de remplacer la moitié interne ou externe du genou sans toucher à la partie qui n'est pas abîmée. La prothèse unicompartimentale est une bonne solution pour peu que l'on sélectionne bien les patients avant de procéder. Il faut localiser l'arthrite dans un endroit du genou. S'il y a une possibilité que l'arthrite soit dispersée en plusieurs endroits, les chirurgiens préfèrent alors mettre en place une prothèse totale plutôt qu'une prothèse unicompartimentale.

Chez certains patients, seul le devant du genou est atteint d'arthrose, ce qui peut provoquer une douleur aiguë. Le traitement le plus courant dans ce cas est une patellectomie, soit l'ablation de la rotule du genou. Toutefois, certains hôpitaux préconisent le remplacement de l'articulation fémoro-patellaire (l'articulation entre le genou et l'os de la cuisse). Pareille intervention n'a pas toujours autant d'effet que la mise en place d'une prothèse de genou totale et, par conséquent, tous les chirurgiens ne s'y emploient pas. La patellectomie est en général considérée comme une solution plus sûre, peut-être parce que son résultat est plus prévisible. Cependant, un genou dont la rotule est extraite risque de perdre de sa force. Le choix à faire en pareille situation peut être difficile.

En préparation à l'intervention

Il y a plusieurs choses que peuvent faire les patients afin de se remettre rapidement après l'intervention, notamment celles qui figurent dans l'encadré de la page 72.

Il est sensé de vous préparer à ce qui vous attend après l'intervention. Lorsqu'ils rentrent chez eux, les patients ont parfois du mal à fléchir le genou comme avant, malgré une prothèse de qualité. Après une intervention chirurgicale, la plupart des prothèses s'articulent un peu au-delà de 90 degrés. Le patient peut donc éprouver de la difficulté à prendre place dans un fauteuil, à gravir et à descendre l'escalier, ou à se pencher afin de ramasser quelque chose sur le sol. Il faut parfois remplacer certains meubles ou adapter quelques éléments du mobilier aux nouveaux besoins de leur propriétaire (reportez-vous à la section intitulée « À quel moment… ? » aux pages 87 à 91 pour de plus amples renseignements). Il existe en outre des appareils et dispositifs qui facilitent les tâches quotidiennes. Parlez-en à votre ergothérapeute qui vous conseillera à ce sujet. Son travail consiste entre autres à s'assurer que vous menez une vie aussi normale que possible après une intervention chirurgicale ou une maladie. Vous pouvez prendre contact avec un ergothérapeute par l'entremise du chirurgien traitant ou du service d'hospitalisation qui vous accueille. Certains appareils sont gratuits alors que d'autres nécessitent un déboursé. La plupart des hôpitaux vous fourniront une liste d'adresses afin que vous puissiez communiquer avec différents ergothérapeutes et vous procurer le matériel nécessaire avant l'intervention.

L'intervention chirurgicale

Ainsi qu'il en est de toute intervention chirurgicale d'importance, il faut évaluer l'état du patient avant de passer au bloc opératoire pour s'assurer qu'il est en mesure d'y faire face. D'ordinaire, on dresse un bilan médical complet et on soumet le patient à plusieurs tests comme ceux qui sont énumérés dans l'encadré de la page 73.

Que faire pour favoriser le rétablissement après l'intervention ?

- **Cesser de fumer :** Les fumeurs sont davantage susceptibles de souffrir de complications respiratoires alors qu'ils sont sous anesthésie, de même qu'ils sont sujets aux infections de poitrine après l'intervention. Cela peut prolonger la période d'alitement et retarder la reprise des activités.

- **Perdre du poids :** Il est plus difficile d'opérer un patient qui a une surcharge pondérale qu'un patient svelte. Le genou est couvert de plus de chair que d'autres régions; il faut donc inciser plus profondément afin d'atteindre le genou, ce qui provoque des saignements plus abondants. Sur le plan physique, un patient qui a une surcharge pondérale exige plus d'efforts des chirurgiens qui doivent manipuler sa jambe pendant l'intervention. Les patients très obèses sont davantage susceptibles d'éprouver des difficultés respiratoires alors qu'ils sont sous anesthésie. Ces patients devraient perdre tous les kilos qu'ils peuvent avant de passer au bistouri. Par la suite, moins de pression s'exercera sur la prothèse.

- **Médicaments :** Les médicaments sur ordonnance destinés à réguler le cœur et la tension artérielle doivent être consommés avec régularité afin que les patients soient au meilleur de leur forme lorsqu'ils se trouveront sur la table d'opération.

- **Exercice physique :** Les patients devraient faire autant d'exercice qu'ils le peuvent car, plus ils seront en forme, plus vite ils se rétabliront. Le physiothérapeute de l'hôpital peut recommander des exercices visant à fortifier certaines régions du corps, par exemple les bras, afin qu'ils puissent mieux soutenir l'ossature après l'intervention.

Tests préopératoires

- On effectue des analyses de sang afin de voir si le patient souffre d'anémie et pour vérifier que le taux d'électrolytes sanguins (ou sels) est normal. On prélève également du sang afin de déterminer le groupe sanguin et de prévoir le matériel nécessaire dans l'éventualité où une transfusion s'imposerait après l'intervention. Environ le tiers des patients auront besoin d'une transfusion sanguine après la mise en place d'une prothèse de genou.

- On effectue en outre une analyse d'urine, car il importe que le patient ne soit atteint d'aucune infection des voies urinaires au moment de l'intervention chirurgicale. Le cas échéant, une mince possibilité existe que la région recevant la prothèse devienne infectée.

- On procède à une radiographie de la poitrine pour s'assurer qu'il n'y a pas trace d'infection, ce qui pourrait entraîner des difficultés respiratoires pendant et après l'intervention, et pour vérifier que le rythme cardiaque est normal et que le cœur peut subir l'intervention.

- On fait des radiographies de la hanche afin de diriger les chirurgiens.

Tests préopératoires (suite)

• Un électrocardiogramme confirme que le cœur du patient fonctionne normalement.

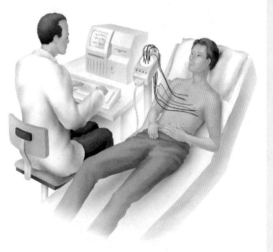

Un électrocardiogramme confirme que le cœur du patient fonctionne normalement.

Le patient est admis à l'hôpital la veille de l'intervention ou le jour même. On lui donne souvent une prémédication pour le préparer à l'anesthésie. On pratique l'intervention sous anesthésie locale ou générale. On peut également lui administrer des antibiotiques afin de prévenir l'infection et un médicament afin de réduire la possibilité de voir un caillot sanguin se former dans le mollet (ou thrombose veineuse profonde). C'est que, après la mise en place d'une prothèse de genou, le patient sera alité quelque temps; la circulation sanguine dans ses jambes sera alors ralentie et des caillots pourraient se former dans ses veines.

L'intervention peut nécessiter une incision plutôt longue sur le devant de l'articulation du genou, bien qu'on puisse à l'occasion la pratiquer sur le côté. Cela permet au chirurgien d'atteindre rapidement le genou rongé par l'arthrite. Une tendance se dégage toutefois, qui consiste à mettre en place la prothèse en pratiquant des incisions moins longues dans l'espoir que cela accélérera la remise sur pieds du patient. Quelle que soit la technique employée, les os atteints d'arthrite sont enlevés à l'aide d'une scie actionnée à l'air comprimé, les surfaces des os sont nettoyées au jet d'eau pressurisé et les composants artificiels sont ensuite mis en place avec ou sans fixation cimentée.

La réussite de l'intervention repose à la fois sur la sûreté de la fixation et sur l'alignement éventuel de l'articulation du genou. Il importe que le chirurgien s'efforce d'aligner le mieux possible le genou et la jambe afin que cette dernière soit droite et non pas arquée ou oblique. À cette fin, la plupart des fabricants de prothèses ont prévu un gabarit grâce auquel le chirurgien peut poser des repères en vue d'entailler l'os à l'endroit opportun. Il peut ainsi s'assurer que l'alignement éventuel de la jambe conviendra. Les gabarits sont en général faits de métal et on les pose aux extrémités ou sur les côtés des os pour qu'ils guident le trait de la scie. Ils garantissent que les traits de scie sont droits, qu'ils sont effectués selon l'angle opportun et qu'ils préparent une surface lisse sur laquelle reposeront les composants artificiels. L'intervention chirurgicale peut en outre se dérouler avec l'assistance d'un ordinateur chargé de programmes informatiques permettant de calculer la disposition exacte de chaque composant de la prothèse. Dans ce cas, certains parlent de navigation visuelle.

Lorsque l'intervention, qui peut durer quelque 90 minutes, est terminée, on introduit parfois de petits drains de plastique afin de favoriser l'écoulement des dernières gouttes de sang de la zone entourant le genou. Les berges de la plaie sont suturées ou agrafées et, lorsqu'il est réveillé et qu'il se sent bien, le patient est reconduit à sa chambre.

Réhabilitation après l'intervention

Dans la plupart des cas, on accorde une période de repos au patient. Toutefois, dans certains services d'hospitalisation on entreprend sans tarder la réhabilitation du patient qui est confiée à un physiothérapeute. Bon nombre de services font appel à un appareil à mouvements passifs continus qui plie et redresse automatiquement le genou et augmente peu à peu l'amplitude des mouvements. En règle générale, les exercices effectués à l'aide de cet appareil sont prescrits pendant une période fixe, par exemple quatre ou cinq heures par jour. On s'en sert parfois nuit et jour pendant des périodes de 24 heures consécutives. Il permet au genou opéré de bouger constamment plutôt que de façon intermit-

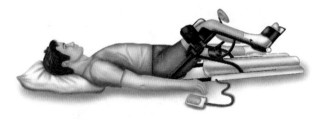

Un appareil à mouvements passifs continus plie et redresse automatiquement le genou et augmente peu à peu l'amplitude des mouvements.

tente comme lorsque intervient un physiothérapeute. Souvent, la réhabilitation s'appuie sur la physiothérapie en conjugaison avec les mouvements passifs continus.

Il est peu probable qu'un patient sera en mesure de marcher sans aide immédiatement après l'intervention. Au départ, on lui confiera un déambulateur, après quoi il recevra des béquilles et enfin une canne. En général, un patient peut prévoir qu'il se déplacera à l'aide d'une canne environ six semaines après l'opération.

Ce schéma est cependant assorti d'un tas de variantes. Dans certaines circonstances, on peut exiger d'un patient que son genou ne soutienne aucun poids pendant une période donnée. Il en est ainsi lorsque la mise en place d'une prothèse est couplée à une greffe osseuse complexe ou si certaines zones osseuses étaient fragilisées, par exemple par suite d'une fracture ou d'une tumeur. Le chirurgien pourrait également vouloir protéger un composant non cimenté et permettre aux tissus osseux de croître à l'intérieur de la prothèse afin de l'assujettir à la structure osseuse du patient.

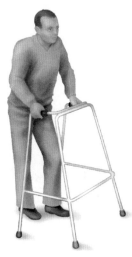

Dans la plupart des cas, le patient se déplace à l'aide d'un déambulateur au cours des premières semaines qui suivent l'opération.

La mise en place d'une prothèse de genou

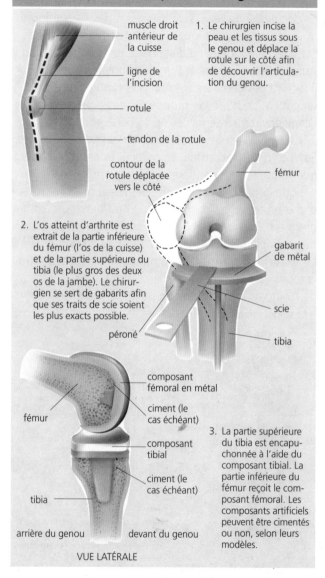

muscle droit antérieur de la cuisse

ligne de l'incision

rotule

tendon de la rotule

1. Le chirurgien incise la peau et les tissus sous le genou et déplace la rotule sur le côté afin de découvrir l'articulation du genou.

contour de la rotule déplacée vers le côté

fémur

gabarit de métal

scie

2. L'os atteint d'arthrite est extrait de la partie inférieure du fémur (l'os de la cuisse) et de la partie supérieure du tibia (le plus gros des deux os de la jambe). Le chirurgien se sert de gabarits afin que ses traits de scie soient les plus exacts possible.

péroné

tibia

composant fémoral en métal

ciment (le cas échéant)

fémur

composant tibial

ciment (le cas échéant)

tibia

arrière du genou

devant du genou

3. La partie supérieure du tibia est encapuchonnée à l'aide du composant tibial. La partie inférieure du fémur reçoit le composant fémoral. Les composants artificiels peuvent être cimentés ou non, selon leurs modèles.

VUE LATÉRALE

La mise en place d'une prothèse de genou (suite)

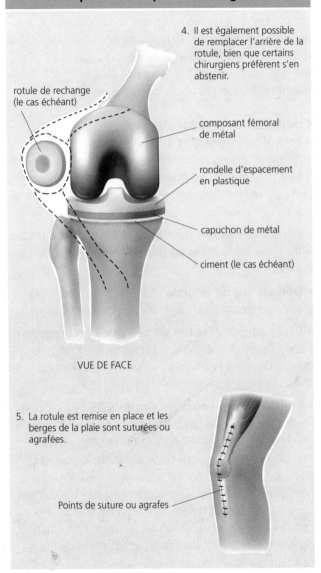

4. Il est également possible de remplacer l'arrière de la rotule, bien que certains chirurgiens préfèrent s'en abstenir.

rotule de rechange (le cas échéant)

composant fémoral de métal

rondelle d'espacement en plastique

capuchon de métal

ciment (le cas échéant)

VUE DE FACE

5. La rotule est remise en place et les berges de la plaie sont suturées ou agrafées.

Points de suture ou agrafes

Complications

Bien que les complications soient peu courantes, elles constituent tout de même un risque. On peut les regrouper en deux grandes catégories, soit celles qui découlent d'une intervention chirurgicale (les complications générales) et celles qui sont propres à la mise en place d'une prothèse (les complications particulières).

Complications générales

• **Infection (entre 2 et 5 % des cas) :** On la traite souvent à l'aide d'antibiotiques puissants; à l'occasion, il faut procéder à une nouvelle intervention. Lorsque cette dernière s'articule en deux temps, on parle d'une révision en deux volets.

• **Hématome qui se forme sur la plaie :** Le sang qui afflue vers la plaie doit parfois être enlevé en rouvrant cette dernière.

• **Déhiscence de la plaie :** Cela signifie que la plaie s'ouvre de nouveau et qu'il faut recoudre ses berges.

• **Drain emprisonné (en de très rares occurrences) :** Il appert parfois que le drain de plastique est emprisonné dans les chairs et qu'il faille une autre intervention chirurgicale afin de le déloger.

• **Complications urinaires (jusqu'à 35 % des cas) :** Il n'est pas rare que des patients aient de la difficulté à uriner après une intervention chirurgicale, de même que plusieurs éprouvent cette difficulté lorsqu'ils ont passé beaucoup de temps allongés. Une anesthésie rachidienne peut entraîner la rétention de l'urine, mais la chose est moins répandue qu'on ne le croit. Pour cette raison, on introduit un tube mince (un cathéter) dans la vessie afin de favoriser l'écoulement de l'urine pendant quelques jours.

• **Complications cardiovasculaires (jusqu'à 60 % des cas) :** Le stress issu de l'intervention chirurgicale est parfois tel que le patient fait une crise cardiaque, bien que cela survienne dans moins de 0,5 % des cas. Un caillot sanguin se forme parfois au cerveau, ce qui entraîne un accident vasculaire cérébral. La complication cardiovasculaire la plus fréquente est la thrombose veineuse profonde. Voilà pourquoi nombre de chirurgiens prescrivent un médicament afin d'en minimiser les probabilités.

• **Complications respiratoires :** Elles sont principalement attribuables à l'anesthésie et à l'alitement. Les patients qui ont déjà souffert de troubles pulmonaires ou cardiaques sont davantage sujets à de telles complications.

• **Décès (environ 1 % des cas) :** Un décès peut survenir pour plusieurs raisons qui sont habituellement en lien avec des complications respiratoires ou cardiaques qui surgissent au cours de l'intervention.

Complications particulières

• **Laxité (dans 8 % des cas, 10 ans après l'opération) :** Ce chiffre ressort d'une étude états-unienne qui a porté sur plus de 12 000 mises en place de prothèses de genou. Si les symptômes de laxité s'exacerbent, il faut alors procéder à une révision.

• **Fracture de l'os (dans 2 % des cas) :** Elle peut survenir lorsqu'une prothèse est en place depuis longtemps et que le tissu osseux s'affaiblit. De même que pour les prothèses de hanche, l'articulation de métal qui joue contre du polyéthylène peut produire de petites saletés qui se traduisent à leur tour par une ostéolyse (amollissement et destruction de l'os). Une fracture peut se produire au cours de l'opération, mais plus souvent quelque temps après, par suite d'une ostéolyse graduelle. Le cas échéant, il faut pratiquer une nouvelle intervention chirurgicale.

• **Instabilité (dans 2 % des cas) :** On a démontré l'importance des ligaments pour la stabilité de l'articulation d'un genou. Le genou n'est pas une cavité profonde dans laquelle loge la tête d'un autre os, comme la hanche où l'emboîtement des deux éléments est garant de la stabilité. Après la mise en place d'une prothèse de genou les ligaments sont parfois plus lâches qu'il n'est souhaitable, ce qui peut faire cliqueter les os de l'articulation. Lorsque les ligaments ne sont pas trop distendus, les choses peuvent aller. Il faut parfois opérer de nouveau afin de remédier à la situation lorsque les ligaments ne remplissent pas leur fonction.

• **Dislocation de la rotule (dans 1 % des cas) :** Il appert parfois que la rotule se disloque après l'intervention chirurgicale. Dans la plupart des cas, les chirurgiens tentent de cerner le problème lors de l'opération et peuvent alors procéder à une décompression latérale. Il s'agit d'une division des tissus le long de la face extérieure de la rotule pour éviter que les os plus petits ne se disloquent dans l'axe latéral.

• **Plaie qui ne guérit pas (dans moins de 5 % des cas) :** La mise en place d'une prothèse de genou exige l'implantation de matières synthétiques à proximité de la peau. Il se peut par conséquent que la peau ait du mal à cicatriser. Le cas échéant, la cicatrisation différée peut servir de véhicule à l'infection. Il importe que la plaie soit propre en tout temps pour assurer sa cicatrisation.

• Sensation modifiée au niveau du genou (jusqu'à 100 % des cas): Il est normal de perdre une part de sensation sur la face extérieure du genou après la mise en place d'une prothèse. Il ne s'agit en rien d'un trouble fonctionnel; cela donne un aperçu de la répartition du réseau nerveux dans la région touchée.

Résultats

Il est difficile de généraliser les résultats de la mise en place d'une prothèse de genou, car il en existe de trop nombreux modèles. Ainsi, les modèles à charnières s'articulent différemment des implants condyliens. Toutefois, près de 75 % des prothèses à charnières fonctionnent raisonnablement bien six ans après l'opération, bien que les taux d'infection aient atteint les 13 % lors de certaines enquêtes. Les implants condyliens fonctionnent bien dans plus de 92 % des cas 12 années après l'opération. Ces résultats valent également pour les modèles cimentés. Les prothèses non cimentées fonctionnent bien dans 93 % des cas au bout de cinq années et nous attendons les conclusions d'études réalisées pendant de plus longues périodes.

Il en va autrement de la révision. On escompte que près de 80 % des prothèses fonctionneront raisonnablement bien environ trois années après l'intervention, bien que les taux d'infection se chiffrent parfois à 19 %. Les personnes dotées d'une prothèse unicompartimentale du genou affichent un taux de satisfaction de 80 % 10 années après sa mise en place.

Exposé de cas 1

Simone a déjà fait du tennis amateur. Toutefois, une suite de blessures au genou droit, qui ont abouti à une déchirure du ligament croisé antérieur, a peu à peu laissé place à une arthrose prématurée. À 58 ans, Simone avait une arthrose qui rongeait une bonne part de la face intérieure de l'articulation de son genou. La jambe s'arquait légèrement. Le chirurgien orthopédique conseilla alors à Simone la mise en place d'une prothèse de genou. Cette perspective l'inquiétait, d'autant qu'elle était consciente qu'une ostéotomie du tibia (intervention lors de laquelle on taille l'os du tibia et on le raboute) ne ferait pas nécessairement disparaître la douleur. Elle consentit plutôt à la mise en place d'une prothèse unicompartimentale et fut admise à l'hôpital. L'intervention dura 45 minutes au cours desquelles on lui implanta un petit coulisseau de métal à l'extrémité inférieure du fémur interne et une membrane de plastique à l'extrémité supérieure du tibia interne. Sept jours plus tard, elle fléchissait le genou à plus de 90 degrés et n'éprouvait plus de douleur arthritique. Elle constata une certaine raideur et une enflure qui se sont résorbées quelque trois mois après l'opération. Elle se dit très heureuse d'avoir subi cette intervention, bien qu'elle ait dû se faire à l'idée qu'elle ne pratiquerait plus son sport préféré. Son chirurgien lui a expressément demandé de ralentir ses activités physiques afin de protéger ses composants artificiels et l'a prévenue qu'un jour il faudrait peut-être remplacer sa prothèse unicompartimentale par un modèle condylien.

Exposé de cas 2

C'est un bilan en dents de scie que présente Samuel à l'égard de son genou gauche. Il y a 20 ans il recevait une prothèse à charnières en raison d'une arthrose marquée à l'articulation du genou. Tout se passa bien dans *les premiers temps, bien qu'il constata une limitation de l'amplitude de ses mouvements. Quelque huit années après l'opération, une sensation gênante s'installa que son chirurgien imputa à la laxité de la prothèse. Il indiqua à Samuel que les radiographies donnaient des signes de raréfaction des tissus osseux dans la région. Par conséquent, Samuel subit une opération de révision. Les composants à charnières furent enlevés et remplacés par une autre prothèse doublée d'une greffe de tissus osseux. On lui demanda de ne porter aucune charge pendant trois mois après l'intervention afin que la greffe osseuse fasse son œuvre. Après cette intervention, les radiographies indiquèrent que les tissus osseux avaient repris de la vigueur et les symptômes déplaisants s'estompèrent. Néanmoins, la douleur refit son apparition cinq années plus tard; c'est alors que le chirurgien lui expliqua que l'avantage d'une révision ne se faisait pas sentir aussi longtemps que celui de la première mise en place. Samuel éprouve des difficultés depuis cette dernière consultation et sait pertinemment qu'une autre intervention sera nécessaire. Elle sera plus complexe que la précédente. Il sait que le problème trouve son origine dans le fait qu'il a reçu une prothèse à un très jeune âge. Il comprend à présent que les composants artificiels ne sont pas éternels et que ses douleurs au genou ne sont pas terminées.*

POINTS CLÉS

- On peut remplacer un genou par une prothèse pour trois raisons, soit la douleur ou une difformité, ou afin de protéger d'autres articulations.

- L'implant condylien est devenu la prothèse de référence dans le monde entier.

- Des complications peuvent survenir lors de la mise en place d'une prothèse de genou ou par la suite.

- Les implants condyliens fonctionnent bien dans plus de 92 % des cas 12 années après l'opération.

À quel moment… ?

La plupart des patients sont préoccupés à l'idée de subir une intervention chirurgicale et la chose est bien naturelle. Cependant, pour plusieurs le plus important est ce qui se passe après; cela est particulièrement vrai pour ceux qui reçoivent une prothèse de hanche ou de genou et qui espèrent retrouver une qualité de vie qu'ils n'ont plus depuis longtemps. Les prothèses de hanche et de genou ont plusieurs caractéristiques communes. Étant donné que le diamètre des composants de resurfaçage est beaucoup plus élevé que celui de la plupart des prothèses de hanche, le resurfaçage de la hanche comporte moins de risques de dislocation ultérieure; aussi, certains chirurgiens accordent une plus grande marge de manœuvre après une opération de resurfaçage qu'à la suite de la mise en place d'une prothèse. Voici la liste des questions les plus souvent formulées à ce sujet.

À quel moment pourrai-je reprendre mes activités professionnelles ?
Tout dépend de votre travail. On prévoit le retour au travail six semaines après l'opération s'il s'agit d'un travail sédentaire; dans le cas d'un travail qui suppose une activité physique, un minimum de trois mois de repos est souhaitable.

À quel moment pourrai-je pratiquer un sport ?

Tout est fonction du sport en cause. Il faut éviter les sports de contact après la mise en place d'une prothèse, bien qu'il soit permis d'en pratiquer environ quatre semaines après une chirurgie arthroscopique. On peut s'adonner aux sports sans contact (par exemple le golf) six semaines au minimum après la mise en place d'une prothèse, bien qu'il soit préférable de patienter trois mois. Certains chirurgiens conseillent d'éviter les sports tels que le tennis après la mise en place d'une articulation artificielle, bien qu'il soit possible de jouer en double à un rythme plus lent.

À quel moment puis-je avoir des rapports sexuels ?

Qu'est-ce qui vous en empêche ? Rien n'interdit les rapports sexuels après la mise en place d'une prothèse de genou. S'il s'agit d'une prothèse de hanche, vous devez éviter de fléchir le bassin à plus de 90 degrés. Faites preuve d'inventivité, mais n'oubliez pas cette simple règle.

À quel moment puis-je reprendre le volant ?

Vous devriez attendre six semaines après la mise en place d'une prothèse de hanche ou de genou. La plupart des sièges d'auto sont bas, ce qui accroît le risque de dislocation au niveau de la hanche. En outre, vous devriez être en mesure de fléchir les genoux selon un angle raisonnable pour être en mesure de manier le volant. Il faut pour cela patienter jusqu'à six semaines. Au moment de prendre le volant, reculez le plus possible le siège du conducteur et faites incliner légèrement le dossier vers l'arrière.

À quel moment puis-je monter à cheval ou à vélo ?

Certains chirurgiens sont d'avis qu'il faut éviter de monter à cheval ou à vélo après la mise en place d'une prothèse de hanche ou de genou. Il n'y a pas de consensus à ce sujet. Ces deux activités sont parfois raisonnables, bien qu'il soit préférable de patienter trois mois après l'intervention.

À quel moment pourrai-je abandonner les béquilles ?
Le physiothérapeute vous préviendra en temps opportun. Toutefois, la plupart des patients n'ont plus besoin de béquilles au bout de la deuxième ou de la troisième semaine suivant la mise en place d'une prothèse de hanche ou de genou. Ceux qui ont davantage besoin de soutien en feront usage pendant six semaines, parfois jusqu'à trois mois. Dès lors que l'on range les béquilles, on conseille de s'aider d'une canne pendant quelque temps.

À quel moment puis-je laisser tomber les bas de soutien ?
Il n'est pas rare que les patients portent des bas de soutien alors qu'ils séjournent à l'hôpital. Ces bas, jumelés à une panoplie de médicaments, peuvent réduire les possibilités liées à une thrombose veineuse profonde. En règle générale, on porte ces bas pendant six semaines, bien qu'ils puissent occasionner des démangeaisons pendant la saison chaude. Votre chirurgien vous conseillera à cet égard, mais il est parfois possible de les enlever plus tôt.

À quel moment puis-je m'allonger sur le côté ?
Dès que vous le souhaitez après la mise en place d'une prothèse de genou. Après la mise en place d'une prothèse de hanche, il vaut mieux vous en abstenir pendant une période de six semaines et en particulier du côté qui a été opéré. Nombre de gens dorment en chien de fusil. Si la jambe du dessus glisse vers le bas alors que vous dormez dans cette position, la hanche pourrait se disloquer.

À quel moment puis-je m'asseoir dans un fauteuil bas ?
Jamais, si vous avez reçu une prothèse de hanche !
Chaises et fauteuils doivent avoir une hauteur minimale de 50 cm (environ 19 po) pour être sans danger.
Pourquoi ne pas faire une marque sur votre canne à
cette hauteur afin de déterminer sur-le-champ si vous
pouvez prendre place dans un fauteuil ? Il n'y a aucune
contre-indication de ce genre par suite de la mise en
place d'une prothèse de genou, car il est peu probable
qu'il se disloque. Néanmoins, vous pouvez respecter la
règle des 50 cm pour vous assurer de ne pas trop fléchir
l'articulation du genou.

À quel moment puis-je pratiquer la natation ?
Aussitôt que la plaie du genou a cicatrisé, et trois mois
après la mise en place d'une prothèse de hanche. La
brasse est un mouvement particulièrement préoccupant,
car elle exerce une force de torsion à la fois sur la hanche et le genou. Vous pouvez nager après avoir reçu une
prothèse de hanche ou de genou, mais faites preuve de
prudence.

À quel moment puis-je porter mes propres chaussures,
bas et chaussettes ? À propos, à quel moment puis-je
tailler mes ongles d'orteils ?
Trois mois après l'opération. Afin de vous pencher pour
atteindre vos doigts de pied, vous devez fléchir l'articulation de la hanche selon un angle presque droit. Après
la mise en place d'une prothèse de genou, vous pouvez
pratiquer ces activités aussitôt que vous l'entendez.

À quel moment puis-je gravir les escaliers ?
Aussitôt que vous vous sentez en mesure de le faire. Il
est parfois difficile d'y parvenir en s'aidant de deux béquilles, en particulier si votre chirurgien vous demande

de ne soutenir aucun poids. Toutefois, aucune raison mécanique ne vous interdit de gravir des escaliers dès que vous réintégrez votre domicile, si vous en êtes capable.

À quel moment puis-je porter des charges lourdes, faire les courses ?
J'attendrais un minimum de six semaines après l'opération. Il est difficile de soulever des charges alors que l'on marche avec deux cannes ou des béquilles.

À quel moment puis-je entrer et sortir de la baignoire ?
Aussitôt que vous pouvez suffisamment fléchir le genou pour ce faire et, bien entendu, aussitôt que la plaie est suffisamment cicatrisée pour qu'on puisse la tremper dans l'eau. Un délai minimal de deux semaines après l'intervention semble raisonnable.

Les réponses à ces questions varient selon le chirurgien qui y répond. Une tendance se fait jour en faveur de l'imposition de restrictions minimales après la mise en place d'une prothèse. Par exemple, certains chirurgiens permettent à leurs patients de dormir sur le côté avant d'autres, certains sont moins catégoriques quant aux fauteuils bas, etc. Vous devez demander à votre chirurgien quelles sont ses consignes à cet égard. Considérez les réponses aux questions précédentes comme des balises de référence.

Inquiétudes et préoccupations habituelles

Une intervention chirurgicale soulève l'inquiétude chez tous les patients. Pareil sentiment est tout à fait naturel. Nombre d'individus ont le sentiment qu'il est gênant de poser des questions. Il n'en est rien. Il est normal de vouloir en savoir le plus possible au sujet d'une opération que l'on s'apprête à subir. Il incombe au chirurgien de répondre à toutes les questions aussi clairement et complètement que possible. Voici quelques-unes des inquiétudes et préoccupations parmi les plus courantes.

Pourquoi choisir précisément ce modèle de prothèse ? On trouve d'innombrables modèles de prothèses de hanche et de genou. L'important, c'est que le modèle retenu possède une bonne feuille de route. Certains modèles sont apparus en grande pompe pour disparaître six mois plus tard. Il importe avant tout que votre chirurgien connaisse et apprécie le modèle de prothèse retenu. Interrogez-le sur les résultats à court et à long terme enregistrés par la prothèse en question. Ne vous laissez pas emporter par les articles de journaux affirmant que telle prothèse apporte la réponse à toutes les prières. La chose est possible, mais elle pourrait disparaître en quelques mois. Récemment, les médias ont parlé d'une prothèse qui a été retirée du marché en partie en raison de la nature de son modèle et en partie à cause de la matière dont elle était fabriquée. On a cru que le titane faisait problème. En fait, certaines prothèses commercialisées de nos jours sont faites de titane et ont une longue durée. Cela montre combien il importe d'écouter les conseils de votre chirurgien qui connaît les tenants et les aboutissants du modèle qu'il a choisi à votre intention.

J'ai l'impression que mes plaies sont tièdes. Est-ce normal ?

La cicatrisation se produit après l'opération et se double d'une inflammation. Il est donc tout à fait normal d'avoir l'impression qu'une blessure est tiède pendant quelque temps, en particulier dans le cas d'un genou refait alors que les composants artificiels se trouvent tout juste sous la surface de la peau. Il est normal qu'une blessure soit tiède pendant au moins six mois après l'opération; il ne s'agit pas obligatoirement d'une réaction indésirable. Mais une chaleur croissante peut parfois dénoter un problème, auquel cas il faut en parler à son chirurgien.

La peau entourant la cicatrice semble engourdie. Est-ce grave ?

C'est normal. Après la mise en place d'une prothèse de genou, la plupart des patients éprouvent un engourdissement sur la face externe du genou. Nombre de patients qui ont reçu une prothèse de hanche sentiront un léger engourdissement sous la cicatrice. Ces observations n'ont en général aucune importance au plan fonctionnel.

Est-il grave que ma jambe soit enflée après l'opération ?
Parfois oui, parfois non. Jusqu'au moment où un individu a recommencé à marcher comme il se doit, la pompe du muscle ne ramène pas le sang vers le cœur comme elle le devrait. Par conséquent, il est normal que la jambe enfle, surtout celle du côté qui a été opéré. Cependant, l'enflure d'une jambe peut également révéler une thrombose veineuse profonde. Si l'enflure est couplée à une sensation gênante, il faut le signaler sans tarder à votre chirurgien. L'enflure de la jambe doit s'être résorbée trois mois après l'intervention, voire avant cela.

La prothèse me fait sans cesse souffrir. Faut-il m'en préoccuper ?
Les patients affirment souvent après l'opération que leurs prothèses de hanche ou de genou les font souffrir. La douleur n'est pas aussi intense que celle de l'arthrite. Toutefois, il doit s'agir au plus d'une sensation gênante qui ne doit pas s'accentuer. Le cas échéant, veuillez consulter votre chirurgien. Il se peut que la prothèse se desserre ou qu'une infection s'installe. Les probabilités d'une telle occurrence sont très faibles, mais il vaut mieux prévenir que guérir.

Je ne parviens pas à fléchir mon articulation aussi bien qu'avant l'opération. Dois-je m'en soucier ?
D'ordinaire, non. On conseille en général à un patient qui a reçu une prothèse de hanche d'éviter de l'articuler à plus de 90 degrés afin de prévenir la dislocation. Après la mise en place d'une prothèse de genou, l'articulation doit pouvoir former un peu plus qu'un angle droit. Il est inhabituel de retrouver toute l'amplitude de mouvements naturelle quand on porte une prothèse de genou. À l'occasion, une raideur marquée peut s'installer au

niveau de la hanche ou du genou. Le cas échéant, consultez votre chirurgien.

Ma prothèse cliquète au niveau de son articulation. Faut-il m'en préoccuper ?

D'ordinaire, non. Il est normal qu'une prothèse de genou cliquète discrètement alors qu'on l'actionne, en particulier d'un côté à l'autre. Il s'agit du bruit sourd que fait le composant tibial en plastique qui joue sur le composant fémoral en métal. On entend souvent ce son au cours des premiers jours après l'intervention, mais il se fait de moins en moins entendre dans les six à huit semaines qui suivent. Une prothèse de hanche cliquète rarement. Cela traduit habituellement une laxité au niveau de l'articulation et le bruit devrait s'estomper à mesure que les muscles se fortifient. Il peut parfois s'agir d'une instabilité au niveau de la hanche qui préfigure une dislocation. Vous devriez donc prévenir votre chirurgien si votre prothèse de hanche ou de genou cliquète après l'opération.

Me faudra-t-il réaménager l'intérieur de ma maison ?

Probablement pas. Toutefois, vous devriez doter vos escaliers de rampes et poser des barres d'appui à proximité de la baignoire et de la cuvette. Votre salon devrait compter au moins un fauteuil dont le siège se trouve à 50 cm du sol, doté d'un dossier droit et de deux bras à l'aide desquels vous vous aiderez à vous asseoir et à vous relever. Vous pourriez soulever votre matelas à l'aide de blocs plutôt que de vous en procurer un neuf. L'ergothérapeute saura vous conseiller à ce chapitre.

Exposé de cas

Marina, 67 ans, souffrait d'arthrose mais avait hâte de reprendre son activité favorite, l'ascension de collines. Elle savait qu'elle ne pourrait plus marcher aussi vite qu'avant, mais une prothèse de genou s'imposait. Toutefois, 10 semaines après l'intervention, elle ne parvenait à former qu'un angle de 45 degrés avec son genou. La chose la préoccupait. Elle fit part de ses angoisses au chirurgien, qui lui confia qu'il s'agissait d'une amplitude inférieure à celle que l'on pouvait escompter à cette étape et qu'elle devait poursuivre la physiothérapie pendant quatre semaines de plus. Elle s'exécuta et était en mesure de former un angle de 60 degrés au moment de sa consultation suivante; mais 60 degrés n'étaient pas suffisants et son chirurgien lui prescrivit une manipulation du genou sous anesthésie générale. Alors que Marina dormait, il a lentement plié son genou à un angle de 120 degrés. Il entendit alors se rompre le tissus cicatriciel. À son réveil, Marina avait mal au genou mais la douleur s'est vite estompée. La manipulation fut suivie de cinq jours d'exercice sur l'appareil à mouvements passifs continus. Lorsqu'on lui accorda son congé de l'hôpital, Marina était capable de fléchir le genou à 120 degrés. Elle s'est depuis remise à l'ascension de collines.

POINTS CLÉS

- Il est tout à fait naturel de se faire du souci à l'approche d'une intervention chirurgicale.

- Interrogez votre chirurgien sur tout ce que vous voulez savoir avant de subir l'opération.

Exercices à faire après la mise en place d'une prothèse de hanche ou de genou

Quelle que soit l'adresse déployée par le chirurgien au moment de l'opération, beaucoup reste à faire par la suite. Nous entrons alors dans le domaine du physio-thérapeute (dont l'intervention vise à aider le patient à recouvrer sa force physique et sa mobilité après une opération ou une maladie) et de l'ergothérapeute (qui cherche à aider les gens à reprendre leurs activités quotidiennes à la maison et à l'extérieur). Une réhabilitation complète n'est toutefois pas possible sans la participation volontaire du patient. La réhabilitation et les exercices peuvent être réparties en deux catégories, à savoir :

- les premiers exercices postopératoires à faire au lit;
- les exercices à faire lorsque le patient est capable de s'asseoir dans un fauteuil ou de marcher.

Exercices pour un genou artificiel

Premiers exercices postopératoires à faire au lit

Le patient peut faire ces exercices lorsqu'il est au lit, en particulier au cours de la première semaine qui suit l'intervention chirurgicale. Il faut faire les 5 premiers exercices par série de 10, et ce, aux demi-heures. Les sixième et septième exercices doivent être accomplis aux heures. Asseyez-vous en soutenant votre dos selon un angle de 45 degrés, les jambes allongées devant vous. À présent, suivez les indications des prochaines pages.

1. Les jambes allongées sur le lit, fléchissez les pieds en direction du plafond sans plier les genoux. Pointez ensuite les orteils et les pieds vers le bout du lit. Dépliez les pieds le plus possible.

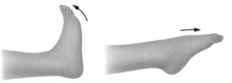

2. Les pieds toujours pointés, effectuez des rotations dans les deux sens à partir des chevilles.

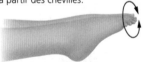

3. Contractez les fessiers de manière à bien les comprimez, puis relâchez-les.

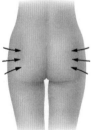

Exercices pour un genou artificiel (suite)

4. Contractez les quadriceps (les cuisses) pour bien allonger l'arrière des genoux, de sorte que l'arrière des jambes épouse le matelas.

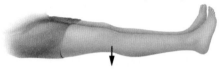

5. Fléchissez doucement les genoux de manière à former un angle qui n'excède pas 45 degrés et ramenez-les sur le matelas. Aidez-vous de vos mains si vous le souhaitez. Vous aurez plus de facilité à exécuter cet exercice si le physiothérapeute vous fournit une planche coulissante. Il s'agit d'un bout de bois ou de plastique sur lequel on pose le talon afin qu'il puisse glisser sur le drap. Sinon, le talon pourrait se prendre dans les draps et vous compliquer les choses.

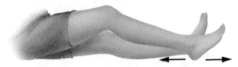

6. Déposez une serviette enroulée sous le genou opéré afin de le courber quelque peu. Pointez ensuite les orteils en direction du plafond, contractez les quadriceps et soulevez le pied et le talon. Vérifiez que votre genou est droit, comptez jusqu'à 10, ramenez lentement le pied sur le matelas et détendez-vous.

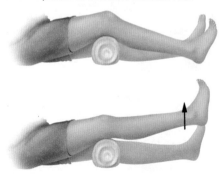

Exercices pour un genou artificiel (suite)

7. Contractez le quadriceps, pointez les orteils vers le plafond et soulevez votre jambe à au moins 15 cm (6 po) du matelas. Ramenez lentement la jambe vers le matelas et détendez-vous. Il s'agit d'un exercice dit de la jambe droite. Observez votre genou alors que la jambe s'élève. Cette dernière doit s'élever d'une seule venue, sans aucun fléchissement au niveau de l'articulation, au moment où elle quitte le matelas. La moindre courbure traduit un retard qu'il faut tenter de combler le plus vite possible après l'opération.

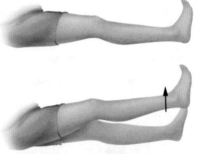

Exercices à faire lorsqu'on peut s'asseoir ou marcher

8. Allongez-vous sur le ventre. Fléchissez un genou après l'autre en tentant de toucher votre postérieur. Si un genou est raide, essayez de lui infléchir une courbe à l'aide de l'autre jambe jusqu'à ce qu'il soit légèrement fléchi. Lorsque vous pouvez fléchir sans aide le genou qui porte la prothèse, servez-vous de l'autre jambe pour lui offrir une légère résistance. Pour y parvenir, croisez les jambes en posant celle qui n'a pas de prothèse sur l'autre et exercez une résistance alors que vous tentez de fléchir le genou qui porte la prothèse.

Exercices pour un genou artificiel (suite)

9. Prenez place sur une chaise en fléchissant les genoux, les deux pieds posés au sol. Contractez le quadriceps de la jambe qui a reçu la prothèse et soulevez le pied jusqu'à déplier complètement la jambe. Ramenez-la lentement à la position de départ et détendez-vous.

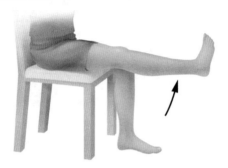

10. Alors que vous êtes assis, fléchissez le plus possible le genou jusqu'à sentir l'étirement du muscle sur le devant du genou. Conservez cette position pendant cinq temps et détendez-vous. Si le genou est raide, aidez-vous de l'autre jambe en croisant les jambes au niveau des chevilles. Ne croisez pas les jambes au niveau des mollets. Lorsque la jambe qui a reçu la prothèse peut se fléchir sans aide extérieure, servez-vous de l'autre pour exercer une légère résistance. Il est préférable que la jambe qui a été opérée travaille sous l'effet d'une légère pression.

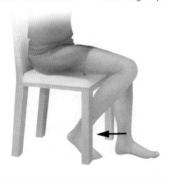

Exercices pour une hanche artificielle (suite)

Premiers exercices postopératoires à faire au lit

1. Les jambes allongées, fléchissez les pieds jusqu'à ce que vos orteils soient dirigés vers le plafond. Par la suite, pointez les orteils et les pieds en direction du bout du lit. Étirez les pieds le plus possible.

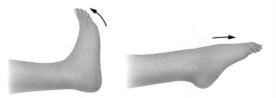

2. Effectuez des rotations dans les deux sens à partir des chevilles.

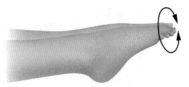

3. Contractez les muscles des deux cuisses et essayez de ramener l'arrière des genoux sur le matelas.

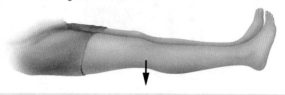

Exercices pour une hanche artificielle (suite)

4. Contractez fermement les fessiers, puis relâchez-les.

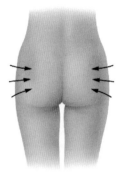

5. Fléchissez légèrement la hanche et le genou vers le haut, puis ramenez-les lentement à la position de départ. Ne fléchissez pas l'articulation de la hanche au-delà de 90 degrés. Vous pourriez devoir employer une planche coulissante pour faire cet exercice.

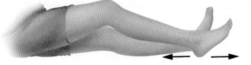

6. Allongez les jambes devant vous, contractez les muscles et faites glisser la jambe le long du bord du lit et ramenez-la à la position de départ. Ne suivez pas une ligne imaginaire qui s'alignerait avec le centre de votre corps, ne roulez pas la jambe vers l'extérieur et pointez les orteils en direction du plafond tout au long de l'exercice.

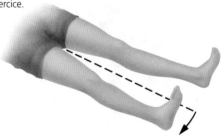

Exercices pour une hanche artificielle (suite)

7. Déposez une serviette enroulée sous le genou. Allongez la jambe et tendez bien les muscles, de sorte que le talon se soulève et ne touche plus le matelas. L'arrière du genou doit toucher la serviette en tout temps. Ramenez lentement le talon sur le matelas.

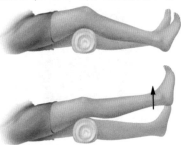

Exercices à faire lorsqu'on peut s'asseoir ou marcher

Voici quelques exercices à faire lorsque vous êtes en mesure de vous asseoir et de vous tenir debout sans aide extérieure.

En position assise

1. Asseyez-vous en posant les fesses sur le bout d'une chaise haute. Posez les deux pieds fermement au sol et veillez à ne pas fléchir les hanches selon un angle de plus de 90 degrés. Allongez une jambe et tendez les muscles afin que le pied se dégage du sol. Pointez les orteils vers le plafond et conservez cette position pendant cinq secondes. Ramenez lentement la jambe vers le sol.

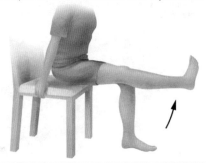

Exercices pour une hanche artificielle (suite)

2. Prenez la position de l'exercice précédent. Appuyez-vous au dossier de la chaise et soulevez lentement la hanche en dégageant le pied du sol et en conservant la flexion du genou. Ne fléchissez pas la hanche au-delà d'un angle droit. Ramenez le pied au sol. Ne soulevez pas la jambe à l'aide de vos mains.

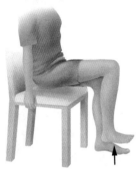

En position debout

Les exercices suivants ne valent que pour la jambe qui a été opérée. Vous devez être debout et vous tenir droit, peut-être en touchant un point d'appui afin de conserver votre équilibre. Vous ne devez pas bouger le tronc et le pied de la jambe opérée ne doit pas toucher le sol pendant ces exercices.

1. Allongez la jambe et projetez-la vers l'avant et l'arrière en vous grandissant sur la jambe de soutien, de manière que le pied qui oscille ne frôle pas le sol.

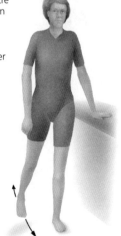

Exercices pour une hanche artificielle (suite)

2. Faites balancer la jambe sur le côté et ramenez-la vers le centre. Le genou doit être ouvert en tout temps et évitez de croiser les jambes.

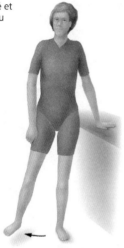

3. Tracez de petits cercles à l'aide de votre jambe – vers l'avant, le côté, l'arrière, et ainsi de suite.

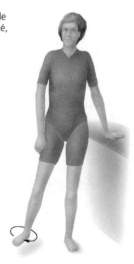

Exercices pour une hanche artificielle (suite)

4. Projetez votre jambe vers l'avant selon un angle de 45 degrés par rapport à la verticale, conservez cette position et comptez jusqu'à cinq. Ramenez la jambe au centre et projetez-la le plus possible vers l'arrière. Conservez cette position pendant cinq temps et ramenez la jambe au centre.

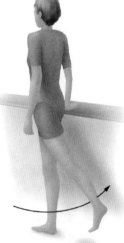

5. Projetez la jambe sur le côté selon un angle de 45 degrés par rapport à la verticale, conservez cette position et comptez jusqu'à cinq. Ramenez-la au centre. La jambe qui travaille ne doit pas croiser la jambe de soutien et le tronc doit être immobile.

Choses à faire et à ne pas faire lorsqu'on porte une prothèse

(que ce soit au genou ou à la hanche)

À faire

- Faites de l'exercice régulièrement, des exercices en douceur de préférence.

- Marchez lentement mais sur de plus longues distances après l'opération. Vous n'obtiendrez pas de prix à tenter de battre le record international de marche rapide.

- Patientez de 6 à 12 semaines après l'opération avant de reprendre le volant.

- Patientez de 6 à 12 semaines après l'opération avant de reprendre les corvées domestiques.

- Ayez des rapports sexuels quand bon vous plaira !

- Reprenez vos passe-temps tels que le jardinage, les quilles et la natation quelque 6 à 12 semaines après l'opération. Il est préférable de patienter 12 semaines avant de reprendre les activités plus vigoureuses.

À ne pas faire

- Ne croisez pas les jambes, cela nuit à la circulation.

- Ne faites aucune activité jusqu'à l'épuisement.

- Ne vous asseyez pas sur des tabourets, des fauteuils ou des cuvettes qui soient bas.

- Ne vous asseyez pas sur une chaise ou un fauteuil sans accoudoirs.

- Ne vous levez pas d'une chaise ou d'un fauteuil sans d'abord ramener votre postérieur sur le bord de l'assise.

- N'enfilez pas vos chaussures, vos chaussettes ou vos bas sans l'aide d'un appareil prévu à cet effet.

- Ne sautez pas.

- Ne ramassez rien au sol sans d'abord poser la jambe opérée derrière vous.

- Ne soulevez aucune charge lourde.

- Ne mangez pas trop; il importe que vous ne preniez pas de poids.

Choses à faire et à ne pas faire lorsqu'on porte une prothèse (suite)

Précautions supplémentaires après la mise en place d'une prothèse de hanche

- Ne croisez pas les jambes, sauf au niveau des chevilles.
- Ne fléchissez pas la hanche au-delà d'un angle droit (90 degrés).
- N'articulez pas la hanche vers l'intérieur ou l'extérieur.
- Ne pivotez pas sur la jambe opérée.
- Ne vous étirez pas vers l'avant alors que vous êtes assis.

Les trucs du métier

Le physiothérapeute vous conseillera quant au meilleur moyen d'entreprendre certaines activités quotidiennes ou routinières. On nous interroge toutefois souvent sur la manière de s'asseoir et de se relever d'un fauteuil, et de prendre place à bord d'une automobile et d'en sortir. Il faut vous appuyer sur les accoudoirs d'un fauteuil lorsque la chose est possible et poser la jambe qui a été opérée devant vous au moment où vous vous apprêtez à vous lever d'un fauteuil et à vous y asseoir.

Le même principe vaut pour l'automobile. Ici aussi vous devez vous appuyer le plus possible contre le dossier, de manière à pouvoir allonger la jambe opérée. Lorsque vous avez posé le postérieur sur le siège, ramenez la jambe à l'intérieur au dernier instant.

Il faut également s'exercer à entrer dans la baignoire et à en sortir. Assurez-vous d'avoir de l'aide les premières fois que vous voulez prendre un bain et entrez dans la baignoire en vous tenant à un tabouret. Vous devriez faire installer des barres d'appui au mur de la salle de bains, s'il n'y en a pas déjà. Prenez garde à ne pas pivoter sur la jambe opérée et ne fléchissez pas la hanche à plus de 90 degrés. Servez-vous d'un siège de baignoire. Entrez dans la baignoire à partir du côté en vous aidant de la jambe qui n'a pas été opérée. Lorsque vous êtes debout dans la baignoire, tournez-vous de manière à faire face à l'extrémité avant. Ensuite, saisissez la barre d'appui et gardez la jambe opérée allongée devant vous. Un tapis de baignoire en caoutchouc vous évitera de glisser. Prenez lentement place sur le siège de baignoire et lavez-vous ! Faites les mêmes mouvements en sens inverse pour sortir de la baignoire.

POINTS CLÉS

- Après l'opération, une réhabilitation complète n'est pas possible sans la participation volontaire du patient.

- Faites de l'exercice régulièrement, mais évitez les mouvements brusques et vigoureux.

- Ne vous asseyez pas sur une chaise ou un fauteuil exempt de bras ou d'accoudoirs.

- Évitez de prendre du poids.

Index

à faire et à ne pas faire
      108-109
ablation de la rotule
      (patellectomie) **70**
accident vasculaire cérébral
      59, 81
acétabulum **4, 5**
acupuncture **28**
admission à l'hôpital **50-52**
admission à l'hôpital/prothèse
      de genou **71**
affaiblissement du tissu
      osseux et arthrite
      rhumatoïde **23**
âge auquel cesse la croissance
      7, 11
alitement après une opéra-
      tion à la hanche **50**
aménagement intérieur après
      l'opération à la
      hanche **50, 95**
aménagement intérieur après
      l'opération au genou
      71, 95
analyses d'urine avant l'opé-
      ration **51, 73**
analyses sanguines **20, 21, 25**

analyses sanguines avant
      l'opération **51, 73**
analyses sanguines pour
      déceler la goutte **21**
anatomie de la hanche **4-7**
anatomie du genou **7-11**
anesthésiant pour la mise en
      place d'une prothèse
      de genou **71-74**
anesthésiant pour la mise en
      place d'une prothèse
      de hanche **50**
anesthésiants **28**
antibiotiques **52, 74**
anti-inflammatoires **26**
appareil à mouvements
      passifs continus
      76-77, 96
aromathérapie **28**
artère fémorale **8**
artère poplitée **8, 10**
artères environnant l'articula-
      tion du genou **7-11**
arthrite **1, 12-19**
arthrite chez les enfants **11**
arthrite rhumatoïde **1, 12, 15**
arthrite septique **13, 15-16**

arthrodèse **36-37**
arthrographie **23**
arthroscopie **23, 27, 33-34**
arthrose **1, 7, 12-15**
arthrose de la hanche et
	radiographies **16-17**
articulation charnière **7**
articulation de la hanche **4-7**
articulation du genou **7-11**
articulation fémoro-patellaire **8**
articulations de métal sur
	métal **40-41**
articulations qui craquent **13**
aspiration de liquides issus de
	fractures **23**
augmentation du volume de
	la prostate **59**

bain après l'opération **50, 110**
bas de soutien **56, 89**
béquilles après l'opération à
	la hanche **57, 64**
béquilles après l'opération au
	genou **76**
biopsies **23**
blessures remontant à
	l'enfance **11**
blocage des articulations **13**
brasse **90**
bursite du trochanter **61**

cale d'abduction **54**
cartilage articulaire **4-6**
cartilage et arthrose **13-19**
cathéters **59, 80**
cavité articulaire **4**
chaleur dégagée par les
	plaies **93**
charges à porter/prothèse de
	genou **85, 91, 108**

charges à porter/prothèse
	de hanche **64**
chaussures et chaussettes
	90, 108
chiropraxie **28**
chirurgie d'un jour **57**
choix du modèle/prothèse de
	genou **66-70**
chondroïtine **28**
cicatrisation différée
	après l'opération
	au genou **82**
cliquètement des prothèses **95**
col du fémur **4, 5**
complications cardiovasculaires
	de l'opération **59, 81**
complications gastro-
	intestinales de
	l'opération **59**
complications par suite
	d'une anesthésie
	rachidienne **80**
complications par suite d'une
	opération à la hanche
	57-62
complications par suite d'une
	opération au genou **72**
complications respiratoires
	après l'opération
	49, 81
complications/prothèse de
	genou **80-82**
composant acétabulaire
	44-47
composant fémoral **45-47**
composants non cimentés
	pour la hanche **45-46,
	62-63**
composants non cimentés
	pour le genou **68**

condyles fémoraux 9
contracture en flexion 17
contre-indications relatives à une ostéotomie 31
corps à l'état libre 13, 21, 33
crépitations articulaires 13
crises cardiaques 59, 81
cristaux d'acide urique 16
croiser les jambes 106
culture des chondrocytes 35

débridement des corps à l'état libre 39
débridement des ostéophytes 39
débris attribuables à l'usure 39, 46
débris issues des composants d'une prothèse 46, 81
décès postopératoire 60, 81
décompression latérale 82
déhiscence de la plaie 58, 80
déplacement de la prothèse de hanche 60
déplacement des composants après une opération à la hanche 60
déplacement du composant acétabulaire 60
déplacement du composant fémoral 60
développement de la hanche chez l'embryon 6
développement du genou chez l'embryon 11
diabète 16
difformité 16-17
difformité du genou causée par l'arthrose 66
dislocation de la hanche 4, 40

dislocation de la hanche/ prothèse de hanche 40k, 53, 54, 56, 60
dislocation de la rotule après l'opération au genou 82
douleur à la hanche 12-14
douleur au genou 12-14
douleur postopératoire 61, 94
douleur projetée 17, 22
douleurs arthritiques 12-14, 16-17
douleurs au dos ou aux chevilles 17-19
douleurs liées à la polyarthrite rhumatoïde 16-17
drain emprisonné 58, 80
drains 54
durée de vie d'une prothèse de hanche 62

échec de l'opération à la hanche 46, 62-63
électrocardiogramme 52, 74
enduit poreux 45
enflure des articulations 15
enflure des jambes 94
engourdissement post-opératoire 83, 93
enlèvement des points de suture après l'opération à la hanche 57
entrer et sortir de la baignoire 91, 109
épanchement de synovie 15
ergothérapeute 50, 71, 95
exercices après l'opération à la hanche 56, 102-107
exercices après l'opération au genou 76-77

exercices au lit pour prothèse de genou **98-101**

exercices au lit pour prothèse de hanche **102-107**

exercices de réhabilitation **76**

exercices postopératoires **76**

exercices préopératoires **49, 72**

exigences relatives aux transfusions sanguines après l'opération à la hanche **51, 54**

exigences relatives aux transfusions sanguines après l'opération au genou **73**

expérience du chirurgien **63**

exposé de cas d'arthrite rhumatoïde **25**

exposé de cas de fracture **64-65**

exposé de cas de fractures de la hanche **64-65**

exposé de cas de raideur des articulations **84-85**

exposé de cas/prothèse de genou unicompartimentale **83-84**

exposé de cas/arthrose de la hanche **26**

exposé de cas/prothèse de hanche **64-65**

exposé de cas/prothèse de genou **38, 83-84, 84-85**

facteurs de risque des anesthésiants **28, 30, 72**

faire ses courses après l'opération **91**

fauteuils et prothèse de genou **71, 90, 91, 95, 109**

fauteuils et prothèse de hanche **50, 90, 91, 95, 109**

fémur **3, 4, 5, 7**

fléchir les articulations après l'opération **88, 90, 91, 94**

fracture de la hanche **5**

fractures compliquant la mise en place d'une prothèse de genou **81**

fractures compliquant la mise en place d'une prothèse de hanche **60**

fractures remontant à l'enfance **11**

fragments (particules) **12, 13**

fusion des articulations (arthrodèse) **36-37**

gabarits **75, 78**

gamma-caméra **25**

genou cagneux **17**

géode **13, 14**

glucosamine **28**

goutte **1, 16**

grand trochanter **5**

greffe osseuse pendant l'opération à la hanche **57**

greffe osseuse pendant l'opération au genou **77**

grimper les escaliers après l'opération **90-91**

hématomes après l'opération à la hanche **58**

hématomes après l'opération au genou **80**

hémiarthroplastie
du genou **66**
hémophilie **16**
hydroxyapathite et composants
non cimentés **45**
hypothyroïdie **16**

image par résonance
magnétique (IRM) **22**
implant condylien **67-69, 83**
implant de matière
synthétique **36**
implants de céramique **36, 46**
implants de fibre de
carbone **36**
implants de matières
synthétiques **36**
implants de métal **36**
implants de plastique **36**
incidence de l'âge sur les
complications lors de
l'intervention **57-58**
incidence de l'arthrite à la
hanche ou au genou
sur les chevilles **16-18**
incidence de l'arthrose sur la
marche (arthrodèse) **37**
incidence de l'arthrodèse sur
la longueur de la
jambe **37**
incidence de l'ostéotomie sur
la longueur de la
jambe **32**
incidence de la chirurgie du
genou ou de la
hanche sur le dos **17**
incision à la hanche **53-55**
incision au genou **75**
incision minimale/prothèse
de genou **75**

incision minimale/prothèse
de hanche **53**
inégalité des jambes/prothèse
de hanche **61**
infections après l'opération
à la hanche **58**
infections après l'opération
au genou **80**
infections et arthrite septique
12, 15-16
infiltration des bactéries dans
les articulations **15**
injection d'acide
hyaluronique **29**
injection de teinture dans
les articulations **23**
injections d'anesthésiant **28**
injections dans les articulations **28-29**
injections de stéroïdes **28-29**
instabilité après l'opération
au genou **82**
intervention chirurgicale
assistée par
ordinateur **75**
intervention de resurfaçage
36, 40-41
investigations **20, 23-24**
irrigation au goutte-à-goutte
59
isotope radioactif **25**

jambes arquées **31, 75**

kystes osseux **15, 21**

laxité de la prothèse de
genou **81**
laxité de la prothèse de
hanche **61**

lésion d'un nerf/prothèse de hanche **62**

lésions aux ligaments croisés **82**

lésions aux vaisseaux sanguins pendant l'opération à la hanche **62**

ligament croisé antérieur du genou **7, 9**

ligament croisé antérieur et prothèse de genou **66-67**

ligament croisé extérieur et prothèse de genou **66-67**

ligament croisé postérieur **7, 9**

ligament rotulien **9**

ligaments collatéraux du genou **7, 9**

ligaments croisés du genou **7, 9**

ligaments croisés et prothèse de genou **66-67**

ligaments de la hanche **5-6**

ligaments du genou **7, 9**

lit (matelas) **50**

lupus (lupus érythémateux disséminé) **12**

maintien du poids après l'opération **108**

manipulation sous anesthésie **96**

matelas **50**

médicament contre l'hypertension **49, 72**

médicament pour éclaircir le sang **50, 72, 74**

médicament pour le cœur **49, 72**

ménisque **9**

mise en place d'une prothèse **39**

mise en place d'une prothèse de genou **66, 78-79**

mise en place d'une prothèse de hanche **44**

modèles de prothèse **83**

modifications des os entraînées par le vieillissement **7**

modifications des tissus osseux causées par l'arthrose **12-13**

muscle biceps crural **10**

muscle droit antérieur de la cuisse **6**

muscle gastrocnémien **10**

muscle psoas-iliaque **6**

muscle semi-tendineux **10**

muscles entourant la hanche **6**

muscles entourant le genou **6, 10**

muscles fessiers **6**

navigation visuelle **75**

nerf fémoral **6**

nerf obturateur **6**

nerf sciatique **6, 10**

nerf sciatique poplité externe **8, 10**

nerf tibial **8, 10**

nerfs entourant la hanche **6**

nerfs entourant le genou **10**

occlusion intestinale **59**

opération de révision **58**

opération du cartilage **33**

opération pour l'arthrite septique **15-16**

opérations de transplantation 35
orthèse de la hanche 60
ossification chez les enfants 6-7, 11
ostéolyse après l'opération à la hanche 46
ostéolyse après l'opération au genou 81
ostéopathie 28
ostéophytes 13-15, 21
ostéoporose 7
ostéotomie 31-32, 84
ostéotomie tibiale 84

patellectomie 70
péroné 3, 7, 9
perte de poids 49, 72
physiothérapeutes 76, 89
physiothérapie après une opération à la hanche 56
physiothérapie après une opération au genou 76-77
pied tombant 8
plaies dégageant de la chaleur 93
plateau tibial 7, 9
polyméthacrylate de méthyle (PMMA) 45, 68
ponction de liquide 23
poser des questions 87
position pour dormir 89
prémédication 50, 52, 71
préparation à l'opération et obésité 49, 72
préparation à l'opération 48, 70
préparation à l'opération/ prothèse de genou 70

préparation à la mise en place d'une prothèse de hanche 48
prévention de la thrombose veineuse profonde 50, 52, 59, 74, 81, 89
prévention des caillots sanguins (thrombose) 50, 52, 59, 74, 81, 89
problèmes chirurgicaux liés à l'obésité 63
protection de la colonne/ prothèse de hanche 44
prothèse de genou à charnière 67
prothèse de genou cimentée 68
prothèse de genou fixe 67
prothèse de genou unicompartimentale 70, 83
prothèse de hanche cimentée 45-46
prothèse de hanche en titane 93
prothèse de hanche hybride 46
protrusion de la hanche 44

quadriceps 8
questions que le médecin traitant peut poser 20, 22

radiographie de l'arthrite rhumatoïde 21
radiographies 20, 21, 51-52, 60, 73
radiographies avant l'opération 51

raideur des articulations après l'opération **94**

raison de l'opération/ prothèse de genou **66**

raisons pour opérer la hanche **44**

rampes **50**

réflexologie **28**

réhabilitation après une opération à la hanche **102-107**

réhabilitation après une opération au genou **98-101**

réhabilitation/prothèse de genou **76-77**

réhabilitation/prothèse de hanche **54-57**

remplacement de l'articulation fémoro-patellaire **70**

rendez-vous avec l'omnipraticien **20-23**

report de l'opération **34, 36, 39, 62**

report de l'opération au genou chez les jeunes patients **34, 36, 39, 62**

report de la mise en place d'une prothèse de hanche **34, 36, 62**

report/prothèse de genou **39**

reprise de l'équitation après l'opération **88**

reprise de la conduite automobile après l'opération **88, 108**

reprise de la natation après l'opération **90, 108**

reprise des activités habituelles/prothèse de genou **87-89**

reprise des activités sportives après l'opération **88, 108**

reprise des corvées domestiques après l'opération **108**

reprise des rapports sexuels après l'opération **88, 108**

reprise du tennis après l'opération **88**

reprise du vélo après l'opération **88**

résultat d'une révision/ prothèse de genou **83**

résultat de l'opération/ prothèse de genou **83**

résultat de la mise en place d'une prothèse de genou unicompartimentale **83**

resurfaçage **36, 40**

resurfaçage de la hanche **40-41**

resurfaçage partiel **40-41**

rétention d'urine **59, 80**

retour au travail après l'opération **64, 87-89**

retour aux activités normales **87-89**

retrait des agrafes après une opération à la hanche **57**

rétrécissement de l'interligne articulaire **28**

révision en deux volets **80**

révision et composants non cimentés **63**

révision/prothèse de genou, exposé de cas **84**

révision/prothèse de hanche **58, 60, 62-63**

rotule **3**

s'allonger sur le côté **89**

se lever d'un fauteuil **95**

se pencher après l'opération **90, 108**

séjour à l'hôpital après l'opération à la hanche **57, 64**

sensation modifiée après l'opération au genou **83**

signes et symptômes de l'arthrite **16-17**

sortir d'un véhicule automobile **109**

soulever de lourdes charges après l'opération **91**

souplesse de l'articulation après l'opération **94**

spondylarthrite ankylosante **12, 44**

sports de contact **88**

squelette **3**

suppléments alimentaires et arthrose **28-29**

symptômes de l'arthrite **16-17**

synovie **4, 5, 8, 13**

synovite et arthrite rhumatismale **15, 23**

synovite et arthrose **15, 23**

tabagisme **49, 72**

tailles des ongles d'orteils **88**

taux sanguins de chrome après un resurfaçage **41**

taux sanguins de cobalt après un resurfaçage **41**

taux sanguins de métal après un resurfaçage **41**

tête du fémur **4, 5**

thrombose veineuse profonde **50, 59, 74, 81, 89**

tibia **7-11**

tomographie assistée par ordinateur **23-24**

tracé du rythme cardiaque **51, 73**

traitement chirurgical **28-41**

traitements **1-2, 16, 28-41**

traitements conservateurs **28-41**

transfusion autologue **51**

transfusion sanguine **51**

transplantation **35**

transplantation de cartilage **35**

transplantation de tissu osseux **35**

troubles du sommeil **17**

troubles thyroïdiens **16**

troubles urinaires après l'opération **59, 80**

usage d'une canne après l'opération **57, 64, 77, 89**

utilisation des béquilles après l'opération **77**

valgus **17, 66**

varus **17, 66**

visco-supplémentation **29**

Vos pages

Nous avons inclus les pages ci-après en vue de vous aider à gérer votre maladie et son traitement.

Avant de fixer un rendez-vous avec votre médecin de famille, il serait utile de dresser une courte liste des questions que vous voulez poser et des choses que vous ne comprenez pas afin de ne rien oublier.

Certaines des sections peuvent ne pas s'appliquer à votre cas.

Soins de santé : personnes-ressources

Nom :

Titre :

Travail :

Tél. :

Nom :

Titre :

Travail :

Tél. :

Nom :

Titre :

Travail :

Tél. :

Nom :

Titre :

Travail :

Tél. :

Antécédents importants – maladies/ opérations/recherches/traitements

Événement	Mois	Année	Âge (alors)

Rendez-vous pour soins de santé

Nom :
_____

Endroit :
_____

Date :
_____

Heure :
_____

Tél. :
_____

Nom :
_____

Endroit :
_____

Date :
_____

Heure :
_____

Tél. :
_____

Nom :
_____

Endroit :
_____

Date :
_____

Heure :
_____

Tél. :
_____

Nom :
_____

Endroit :
_____

Date :
_____

Heure :
_____

Tél. :
_____

Rendez-vous pour soins de santé

Nom :
_____

Endroit :
_____

Date :
_____

Heure :
_____

Tél. :
_____

Nom :
_____

Endroit :
_____

Date :
_____

Heure :
_____

Tél. :
_____

Nom :
_____

Endroit :
_____

Date :
_____

Heure :
_____

Tél. :
_____

Nom :
_____

Endroit :
_____

Date :
_____

Heure :
_____

Tél. :
_____

**Médicament(s) actuellement prescrit(s)
par votre médecin**

Nom du médicament :

Raison :

Dose et fréquence :

Début de l'ordonnance :

Fin de l'ordonnance :

Nom du médicament :

Raison :

Dose et fréquence :

Début de l'ordonnance :

Fin de l'ordonnance :

Nom du médicament :

Raison :

Dose et fréquence :

Début de l'ordonnance :

Fin de l'ordonnance :

Nom du médicament :

Raison :

Dose et fréquence :

Début de l'ordonnance :

Fin de l'ordonnance :

Autres médicaments/suppléments que vous prenez sans une ordonnance de votre médecin

Nom du médicament/traitement :

Raison :

Dose et fréquence :

Début de la prise :

Fin de la prise :

Nom du médicament/traitement :

Raison :

Dose et fréquence :

Début de la prise :

Fin de la prise :

Nom du médicament/traitement :

Raison :

Dose et fréquence :

Début de la prise :

Fin de la prise :

Nom du médicament/traitement :

Raison :

Dose et fréquence :

Début de la prise :

Fin de la prise :

Questions à poser lors des prochains rendez-vous

(Note : N'oubliez pas que le temps que peut vous consacrer votre médecin est limité. Il est donc préférable d'éviter les longues listes de questions.)

Questions à poser lors des prochains rendez-vous
(Note : N'oubliez pas que le temps que peut vous consacrer votre médecin est limité. Il est donc préférable d'éviter les longues listes de questions.)

Notes

Notes

Notes

Notes